康复护理工作
理论与技术实践研究

肖云兰　李玉霞　著

中国言实出版社

图书在版编目（CIP）数据

康复护理工作理论与技术实践研究 / 肖云兰，李玉霞著. -- 北京 ：中国言实出版社，2023.12

ISBN 978-7-5171-4709-1

Ⅰ．①康… Ⅱ．①肖… ②李… Ⅲ．①康复医学－护理学－研究 Ⅳ．①R47

中国国家版本馆 CIP 数据核字(2024)第 001581 号

康复护理工作理论与技术实践研究

责任编辑　郭江妮

责任校对　宫媛媛

出版发行：中国言实出版社

　　　　地　　址：北京市朝阳区北苑路 180 号加利大厦 5 号楼 105 室

　　　　邮　　编：100101

　　　　编辑部：北京市海淀区花园路 6 号院 B 座 6 层

　　　　邮　　编：100088

　　　　电　　话：64924853（总编室）　64924716（发行部）

　　　　网　　址：www.zgyscbs.cn　E-mail：zgyscbs@263.net

经　　销：新华书店

印　　刷：三河市悦鑫印务有限公司

版　　次：2024 年 4 月第 1 版　　2024 年 4 月第 1 次印刷

规　　格：787 毫米×1092 毫米　　1/16　　13 印张

字　　数：222 千字

定　　价：78.00 元

书　　号：ISBN 978-7-5171-4709-1

前　言

随着社会的发展和人口老龄化的加剧，康复医学在现代医学中扮演着越来越重要的角色。康复医学是一门以恢复患者身体功能、提高生活质量为目标的学科，其涉及的领域广泛，包括康复治疗、康复护理、康复工程等多个方面。其中，康复护理是康复医学不可或缺的一部分，它贯穿于整个康复治疗过程中，对于提高患者的康复效果和生活质量具有重要意义。

虽然康复医学在近年来得到了快速发展，但康复护理学科的历史相对较短。在我国，康复护理学科仅有十余年的历史，其研究范畴尚未得到广泛认可。为了推动康复护理学科的发展，提高广大读者对康复护理的认识和了解，我们编写了这本书。

本书共分为六章，从理论基础到实际操作，从护理的基本技术到各种常见疾病的护理方法研究，全面介绍了康复护理的基本知识和技能。其中，第一章绪论部分深化了康复与康复医学、康复护理学的概念，分析了我国康复护理的现状与发展。第二章康复护理学的理论基础，阐述了康复护理学的运动学、神经学和残疾学基础。第三章康复护理的评定内容及具体方法，从康复护理评定概述和康复护理评定及其具体方法研究两个方面进行分析。第四章康复治疗技术，从物理治疗技术、作业治疗技术、语言和吞咽障碍治疗技术和康复辅助器具进行阐述。第五章康复护理的基本技术，包括体位摆放及体位转移、呼吸训练与排痰技术、吞咽障碍护理技术、神经源性膀胱护理技术、神经源性肠道护理技术、日常生活活动能力训练技术和心理康复护理技术。第六章常见疾病的护理方法研究，分别从脑卒中的康复护理方法、颅脑损伤的康复护理方法、脊髓损伤的康复护理方法、颈椎病的康复护理方法、骨关节软组织损伤的康复护理方法、冠心病的康复护理方法和糖尿病的康复护理方法进行讲解。

本书不仅包含了康复护理的基本理论，还详细介绍了各种常见疾病的康复护理方法，内容丰富且结构清晰。书中的实用性及操作性强，对于从事康复护理工作的医护人员来说，是一本非常有价值的参考书籍。通过阅读本书，读者可以深入了解康复护理工作的具体实践方法和注意事项，提高自己的专业水平，为患者提供更好的护理服务。

本书由南昌大学第一附属医院肖云兰、南昌大学第一附属医院李玉霞共同撰写。具体分工如下：肖云兰负责撰写第一章、第五章、第六章；李玉霞负责撰写第二章、第三章、第四章。

鉴于此，我们希望广大读者能够积极参与到康复护理学科的讨论和研究中来。康复护理学科作为一个新兴的领域，还有许多未知的内容需要我们去探索和研究。只有通过不断地学习和交流，才能更好地推动康复护理学科的发展，为更多患者带来福音。因此，我们鼓励读者在阅读本书的同时，也要不断地思考和探讨康复护理学科的未来发展方向，提出自己的见解和建议，共同为康复护理学科的发展贡献力量。

在本书的写作过程中，我们参考了许多与康复护理学科相关的书籍和刊物，在此表示诚挚的感谢。由于时间和精力的限制，以及学科的不断发展，本书内容可能会存在不足之处，欢迎广大读者予以批评指正。

2023 年 11 月
于南昌大学第一附属医院

目　录

第一章 绪 论

第一节 康复与康复医学

康复护理是在康复医学理论的指导下，围绕全面康复（包括躯体、精神、社会和职业等）的目标，通过运用护理专业知识与技能及相关的康复技术，与其他康复专业人员共同协作，对致残性疾病或残疾人进行专门的护理和功能训练，以最大限度地恢复残疾人或患者的功能，预防继发性残疾，提高其生活自理能力。全面推广康复医学知识，培养康复医学、护理人才，可以更专业地为躯体残疾者、有功能障碍的慢性病者、老年病者及先天发育障碍者等广大患者服务。

一、健康

（一）健康的概念

世界卫生组织（World Health Organization，WHO）对健康的定义为，健康不仅是疾病或羸弱的消除，还有身体、精神和社会生活的完好状态。一个人是否健康不仅仅是看身体是否有病，还包括心理是否健康和是否能适应社会，这三者相互依存、相互促进、有机结合，缺一不可。只有当人体在这几个方面同时健康时，才算得上是真正的健康。身体没有疾病只是健康的基本条件，心理健康是人生一切的保障，而适应社会是个体健康的和谐体现。总之,健康乃是一种在身体上、精神上的完好状态以及良好的社会适应能力。

（二）健康的标准

WHO 将现代社会人体健康的标准分为生物学和心理学两个方面,共十项标准。

1. 生物学方面

（1）有良好的身体素质，对一般的感冒和传染病有抵抗能力。

（2）身高与体重符合标准，身体各部位协调。

（3）眼睛明亮，反应敏捷。

（4）头发光滑有光泽。

（5）牙齿清洁，无龋齿和疼痛，牙龈和口腔黏膜正常，无破溃或出血。

（6）肌肉、皮肤有弹性，走路轻松有力。

2．心理方面

（1）精力充沛，性格开朗，充满活力，能够从容不迫地应付日常生活和工作压力而不感到过分的紧张。

（2）能够保持良好的睡眠质量。

（3）处事乐观，态度积极。

（4）有较强的应变能力，能够尽快地适应环境及各种变化。

二、康复

（一）康复的概念

康复（Rehabilitation）是指综合协调地应用医学的、社会的、教育的、职业的各种措施，对病、伤、残（包括先天性残疾）者已经丧失的功能进行训练或再训练，使其尽快地、最大限度地得到恢复和重建，也使得康复对象在体格上、精神上、社会上和经济上的能力得到尽可能的恢复，帮助他们重新走上生活的正规，走向工作，走向社会。康复不仅针对疾病，还着眼于整个人从生理上、心理上、社会上及经济能力上进行全面康复。尽管有时病、伤、残导致康复对象的某些病理变化无法彻底消除，某些局部或系统功能无法完全恢复，但经过康复，仍然可以使个体达到其最佳的生存状态。

（二）康复的范畴

康复的对象包括病、伤、残者，老年人群和亚健康人群。康复综合协调地应用各种措施，包括医疗康复、社会康复、教育康复、职业康复等方面，从而构成了全面康复。

（三）康复目的

康复的目的是提高局部及整体功能水平，提高生存质量，最终融入社会。有些康复对象也许局部或系统功能无法恢复，但通过积极的康复仍然可以使其带着某些功能障碍而过着有意义的生活。

（四）康复服务方式

WHO 提出的康复服务方式有以下三种。

1．机构康复

机构是指康复实施的实体和场所，包括：①综合医院中康复医学科开展的门诊和住院患者的康复，临床相关学科内开展的床边康复；②康复专门机构内开展的康复，如独立的康复医院（中心）、专科康复医院（中心）、康复门诊等。

康复对象在机构内接受到的康复称为机构康复，其特点是具备了较为完善的康复设备，有经过正规培训的各类康复专业人员（如康复医师、康复治疗师、康复护士等），开展的康复治疗比较系统和规范，能解决病、伤、残者的各种康复问题。其不足是病、伤、残者必须来该机构内才能接受康复服务，服务对象受到床位数和住院日的限制。

2．社区康复

社区是指具有一定人群和地域特征的特定范围。康复对象在社区内接受到的康复称为社区康复，其特点是这种康复依靠社区资源（人、财、物、技术），为本社区病、伤、残者（特别是恢复期和慢性期的对象）开展就地康复服务，是分级诊疗中基层首诊的基础。

社区康复强调的是发动社区、家庭和患者参与，以医疗、教育、社会、职业等全面康复为目标；其不足是受场地、设备和技术等条件的限制，对一些病情比较复杂的患者的功能恢复需要转到上级医院或专科康复机构进行康复。因此，建立有效的上下转诊系统（双向转诊），解决当地无法解决的各类康复问题，是确保社区康复有效运作的长效机制。

3．居家康复

居家康复也称为上门康复服务，是指具有一定水平的康复专业人员，走出康复机构，到病、伤、残者家庭开展康复服务。居家康复的最大特点是康复对象在家里就可以享受到在康复机构内才可以享受到的康复服务，是实现康复全生命周期覆盖的保证。其不足是受现阶段康复专业人员数量不足的限制，能提供的服务对象有限；同时限于家庭场地的制约，机构内康复的许多设备都不能随康复专业人员上门出诊而随同携带，因此，康复的内容也受限制。

4．三者关系

机构康复、社区康复、居家康复这三种服务并非平行，也不互相排斥，而是相辅相成，构成了一个完整的康复服务体系。没有有效的机构康复就难有良好的社区康复和居家康复；没有良好的社区康复和居家康复，机构康复只能为少数康复对象服务，也无法解决占人口 10%～15%残疾者的康复需求，而有效的医保政策是实现康复分级诊疗有效运作的可靠保障。

三、康复医学

（一）康复医学的概念

康复医学（Rehabilitation Medicine）是以研究病、伤、残者功能障碍的预防、评定和治疗为主要任务，以改善病、伤、残者躯体功能，提高生活自理能力，改善生存质量为目的，具有基础理论、评定方法及治疗技术的独特医学学科，是医学的一个重要分支。

（二）对象与范围

医学康复的对象很广泛，包括所有需要救治的患者，涉及临床各学科。与医学康复相比，康复医学的对象包括以下三个方面。

1. 各种原因引起的功能障碍者

康复医学是以研究功能障碍的预防和治疗为导向的一门医学专科，因此，康复医学的对象包括所有不能正常发挥身体、心理和社会功能的疾患，如躯体、内脏、精神、心理等方面。引起功能障碍的原因是多方面的，可以是现存的或潜在的；先天性的或后天性的；可逆的或不可逆的；部分的或完全的。功能障碍可以与疾病并存，也可以是疾病的后遗症。这些功能障碍问题临床医学往往难以全部解决。根据全国第二次残疾人抽样调查结果，我国残疾人总数为 8 296 万，占人口总数的 6.34%，涉及至少 2.6 亿家庭人口；其中近 6 000 万人需要康复，占残疾人总数的 72.28%。

2. 各种原因引起的慢性病患者、亚健康人群

随着医疗技术的提高，各类疾病的死亡率不断下降，慢性病生存者数量明显增加。2023 年 4 月，在北京召开的第二届国际预防医疗大会上，中国工程院院士、中国预防医学会会长王陇德表示，目前中国已有 2.6 亿慢性病患者，慢性病导致的死亡已占我国总死亡的 86.6%，导致的疾病负担已占总疾病负担的 70%。2023 年 10 月，据国际疼痛协会统计，全世界 1/5 的人经历过慢性疼痛，《中国疼痛医学发展报告》显示，我国有超过 3 亿人正在遭受慢性疼痛。此外，随着社会的发展，高科技不断向日常生活中渗透，体力活动减少，生活节奏加快，导致了亚健康群体也逐渐增加，而这一群体多发生在中青年人群，是家庭和社会的中流砥柱，他们是康复急需关注的对象。

3．不断增长的老年人群

人口老化是国际性问题。身体障碍与年龄老化一般成正比，年龄越大，各种疾病或功能障碍的发生率越高。我国已经进入了人口老龄化快速发展时期。据民政部发布的《2022 年民政事业发展统计公报》显示，截至 2022 年底，全国 60 周岁及以上老年人口 28 004 万人，占总人口的 19.8%，其中 65 周岁及以上老年人口 20 978 万人，占总人口的 14.9%。因此，老年人群将成为康复医学的一个主要对象。

四、康复医学的组成

康复医学包括康复预防、康复评定和康复治疗。

（一）康复预防

康复预防是指通过下列有效手段预防各类残疾的发生、延缓残疾的发展。

1．一级预防

预防各类病、伤、残的发生，是最为有效的预防，可降低残疾发生率 70%。所采取的措施包括宣传优生优育，加强遗传咨询、产前检查、孕期及围生期保健；适时预防接种；积极预防各类疾病；防止意外事故；早期干预并积极治疗各类疾病、慢性病、老年病；合理营养；合理用药；加强卫生宣教、注意精神卫生。

2．二级预防

限制或者逆转由身体结构损伤造成的活动受限或残疾，可降低残疾发生率 10%～20%。所采取的措施包括早期发现病、伤、残，早期采取有效手段治疗病、伤、残；根据需要适时采取必要手术治疗各类疾患、改善或提高功能。

3．三级预防

防止活动受限、避免残疾发展为参与受限或残障，最大限度地减少残疾或残障给个人、家庭和社会所造成的影响。所采取的措施包括康复医学中常用的物理治疗、作业治疗、心理治疗、言语治疗以及假肢、支具、辅助器、轮椅等。此外，根据康复对象的需求，适时介入教育康复、职业康复、社会康复等，是康复对象重返家庭和社会的重要保障。

（二）康复评定

1. 概念

康复评定（Rehabilitation Evaluation/Assessment）是康复治疗的基础，没有评定就无法制订治疗计划、评价治疗效果。没有康复评定的治疗方案一定不是一个规范的治疗方案。康复评定不同于疾病的诊断，但远比疾病诊断细致。由于康复医学的对象是有功能障碍的患者，治疗目的是最大限度地恢复、重建或代偿其功能，因此，康复评定的重点不是寻找疾病的病因、做出疾病的诊断，而是客观地、准确地评定功能障碍的原因、性质、部位、范围、严重程度、发展趋势、预后和转归，为制订有效的康复治疗计划打下牢固的科学基础。

2. 评定时间

康复评定应在康复治疗开始前（初期评定）、康复治疗中（中期评定）、康复治疗结束后（末期评定）进行，根据评定结果来制订、修改治疗计划和对康复治疗效果和结局做出客观的评价，康复医疗应该始于评定，止于评定。

3. 评定内容

包括整体（宏观）评定和具体（微观）评定。

（1）宏观评定：一般会以《国际病损、残疾、残障分类》（International Classification of Impairments, Disabilities & Handicaps, ICIDH）为依据，近年来，人们则更加趋向于采用《国际功能、残疾与健康分类》（International Classification of Functioning, Disability and Health, ICF）来评定。ICIDH 从器官水平（残损）、个体水平（残疾）、社会水平（残障）三个层面评定患者的功能，而 ICF 则是在 ICIDH 的基础上发展起来的，除了从器官水平（身体结构与功能）、个体水平（活动）、社会水平（参与）三个层面评定患者的功能外，还结合了环境和个体自身因素的影响。

（2）微观评定：是指针对某种功能障碍所采取的评定方法。例如，针对肌肉力量减退采取的手法肌力评定，针对关节活动范围采取的关节活动范围测量，针对平衡功能采取的 Berg 平衡量表评定，针对日常生活自理能力采取的 Barthel 指数评定，等等。

（三）康复治疗

康复治疗是指通过各种有效的专科治疗手段，最大限度地改善病、伤、残者的功能障碍。

1. 康复治疗原则

强调早期介入、综合实施、主动参与、全程干预。

（1）早期介入：早期是指康复治疗介入的时机。何为早期？过去认为患者病情稳定后介入康复就是早期，目前则认为康复的早期介入要看患者发病后入住的科室，对于急危重症患者，重症医学科、临床学科的重症监护室（如神经内外科、心血管内外科等）就是康复早期介入的第一场所。此时的康复介入需要与临床救治同步；而对于入住相关临床科室的患者，入院后的床边康复也是早期康复。

（2）综合实施：指的是康复治疗需要采取一切可以使用的有效方法或手段，包括药物和非药物、中西医结合、主动参与和被动接受等。

（3）主动参与：对于清醒患者，在确保安全的前提下，应该鼓励尽可能参与一切与功能恢复有关的康复治疗。大量证据表明，患者能否主动参与康复治疗与功能改善和恢复直接相关。

（4）全程干预：除了少数功能障碍，如肌肉软组织的急性损伤或某些病症，绝大多数的功能障碍，特别是神经系统病损（如脑和脊髓损伤等）或慢性疾患（如高血压、糖尿病、关节退变等）造成的功能障碍，常常需要长期的康复治疗。因此，康复在生命周期的全程覆盖日益受到关注。

2. 康复治疗手段

康复治疗常用的治疗手段如下。

（1）物理治疗（Physical Therapy，PT）：通过功能训练、物理因子和手法治疗的手段，重点是改善肢体功能。包括肢体的主、被动活动，体位转变训练，平衡训练，行走训练，等等。

（2）作业治疗（Occupational Therapy，OT）：针对患者功能障碍，制订个体化的作业活动，重点是改善上肢功能和日常生活活动能力。包括上肢的主、被动活动，手功能训练，日常生活活动能力训练（如穿衣、洗漱、进餐、如厕、家务活动等），助行器（如手杖）、足托、生活辅助用具的制作及使用等。

（3）言语治疗（Speech Therapy，ST）：重点是提高交流能力（包括听、说、读、写功能）和改善吞咽功能。

（4）康复工程（Rehabilitation Engineering，RE）：借助于现代科技为伤残人士服务，主要是安装和使用假肢、利用机器人辅助训练和改善患者功能等。

（5）康复护理（Rehabilitation Nursing，RN）：主要是预防各种并发症和及时给予针对性的健康教育。前者包括床上良肢位、肺部护理、预防压疮及下肢深静脉血栓等；后者包括患者及其家属的健康教育等。

（6）中医治疗（Traditional Chinese Medicine，TCM）：包括中药、针灸、中医手法、传统锻炼方法，如利用太极拳、八段锦等传统保健引导术来达到改善功能的目的。

（7）心理咨询（Psychological Therapy，PT）：通过心理疏导和宣泄，达到调节心理状态、改善心理等功能。

（8）文体治疗（Recreation Therapy，RT）：借助于文娱活动（如唱歌、跳舞、书法、绘画等），调节精神心理状态，改善躯体等功能。

（9）社会服务（Social Service，SS）：主要是对病伤残者提供社会康复方面的指导，如职业培训、再就业等。

第二节　康复护理学概述

一、康复护理学的概念

康复护理学（Rehabilitation Nursing，RN）是研究伤病者与伤残者身体与精神康复的护理理论、知识、技能的科学。护士在康复计划的实施过程中以康复的整体医疗计划为依据，配合康复医师和治疗师等康复专业人员，对康复对象进行基础护理和实施各种康复护理专业技术，以预防继发性残疾，减轻残疾的影响，达到最大限度的功能改善和重返社会的目的。

二、康复护理的对象

康复护理的对象主要是各种损伤，急、慢性疾病和老龄所造成的功能障碍者，先天发育障碍的残疾者。

（一）残疾者

残疾指因肢体、器官、脏器等损害所引起的各类缺陷，包括肢体残疾、脏器残疾、视力残疾、听力残疾、语言残疾、智力残疾、精神残疾等。

（二）急性伤病后及手术后的患者

这些患者无论是处于早期恢复期还是后遗症期，只要存在功能障碍，就是康复护理的对象。早期康复主要在专科医院或综合性医院住院进行，恢复期和后遗症期康复则主要是出院以后在康复中心或者养老院进行。

（三）慢性病患者

很多慢性疾病患者病程缓慢进展或者反复发作，致使相应的脏器与器官出现功能障碍，而功能障碍又可加重原发病，从而形成恶性循环。所以对慢性疾病患者的康复护理，不仅帮助其功能恢复，同时也有助于减慢或阻止原发疾病的进一步发展。

（四）年老体弱者

老年人器官存在不同程度的退行性改变，功能逐渐衰退，甚至功能障碍，严重影响他们的健康。康复护理措施有利于延缓衰老的过程，提高年老体弱者的生活质量。

（五）先天性残疾者

先天性残疾是由于遗传因素、孕妇子宫内发育环境与产科因素致新生儿出生时或发育过程中出现异常，并且这种异常在一定程度上能够影响其正常生活、学习与工作。近年来尽管先天性残疾的发生率在逐渐下降，但需要康复护理的各类残疾者仍占相当大的比例。

三、康复护理的内容

康复护理是为了适应康复治疗的需要，从基础护理中发展起来的一门专科护理技术。因此，护理内容既要体现基础护理的内涵，又要突出康复护理的特色。

（一）康复护理中的基础护理

基础护理是康复护理的基石。因此，康复护理必须体现基础护理的内容。如对病人进行基础护理中的一般评估（如体温、脉搏、血压、压力性损伤等）；观察病人的病情并做好相应的记录；执行康复医生开出的相关临床诊疗的医嘱（如完成各类检查，给予必要的药物治疗等）；完成基础护理中的健康教育（如合理饮食、出院后按时随诊）等。

（二）常用的康复治疗和护理技术

在基础护理的基础上，康复护理必须突出康复的专科特色，即紧密围绕改善或提高功能这一核心实施专科护理。没有康复特色的护理不能称之为康复护理。康复治疗和护理技术包括两大类：一类是作为康复护士需要了解的、与康复密切相关的康复治疗技术，例如物理治疗、作业治疗、言语治疗、康复工程、传统疗法等；一类是作为康复护士需要掌握的技术，例如体位的摆放、呼吸训练与排痰、吞咽训练、肠道与膀胱护理、皮肤护理以及心理护理等。

四、康复护理的作用

康复护士的基本职能包括保护生命、减轻病痛、促进健康和恢复健康。康复护理是实现康复总体计划的重要组成部分，并且贯穿于整个康复的全过程。特别是在维护患者生命、保障健康、促进与提高其生活自理能力，使其尽快重返家庭、重返社会的过程中起到重要作用。

（一）实施者的作用

许多功能训练的实施需要护理人员的帮助、监督和指导。护理人员要为患者提供良好的训练环境、科学的训练计划和精心的生活护理，并按照护理计划实施来维持患者最佳身体和精神状态，预防发生并发症，提高患者日常生活自理能力。

（二）协调者的作用

患者的全面康复是由康复医师、康复治疗师、康复护理人员及其他相关专业人员共同协作完成的。康复过程中患者接受运动、作业、语言等多种治疗训练。作为康复治疗组成员，护理人员需要与其他相关人员沟通情况、交流信息、协调工作，使康复过程完美、顺畅。

（三）教育者的作用

要对患者进行自我保健教育。如皮肤护理、压力性损伤的护理、自我间歇导尿及尿路感染的预防、营养摄入等；还要对患者的家庭成员、社会支持系统进行健康教育。患者出院时往往有不同程度的功能障碍，以后的康复计划和康复治疗的实施要有家庭成员及其他相关人员参与指导或完成。因此，康复护理人员应向家庭成员及相关社会支持系统成员进行相关康复治疗知识、技能及注意事项的讲解。

（四）观察者的作用

护理人员与患者接触频繁，对患者的残疾程度、心理状态、功能训练和恢复情况比较了解。因此，护理人员的观察结果可作为康复评定及治疗计划的制订、修改、实施的客观依据。

（五）心理护理的先导作用

心理康复是整个康复治疗的先导，大量的心理护理工作需要有护理人员配合完成。精神上给予支持和鼓励，生活上给予指导和帮助，让患者保持积极的心理状态，从而达到良好的训练效果。

（六）病房管理者的作用

护理工作不仅是落实各项护理措施，保持温馨舒适的住院环境，还包括大量的组织管理工作，协调院内、科室间、科内，患者与患者、患者与家属之间的关系。

五、康复护理的实践模式

（一）康复护理的原则

1. 预防继发性功能障碍

这是康复护理的首要原则，并应贯穿于康复护理的始终。

2. 让病人掌握自我护理方法

这是康复护理的核心要素，只有加强自我护理才能使康复护理从传统护理中的"替代"护理转变为康复护理中的"主动"护理，体现康复护理特色。

3. 重建患者信心

这是康复护理发挥作用的保障。只有经常鼓励病伤残者，使他们能正确面对各种功能障碍，积极参与康复治疗，才可以确保康复治疗的成效。

4．提倡团队协作

这是康复护理正常运作的必要环节。康复医学科与临床其他专科最大的区别是有各种治疗师参与治疗，医生、护士、治疗师组成了一个治疗团队，相互之间的协调和合作是康复治疗的可靠保障。

（二）康复护理模式

1．强调主动护理

传统的护理模式是一种"替代"护理，主张"我为病人提供优质服务"，如帮助病人完成日常生活中的洗漱、修饰、穿衣、喂饭等功能性活动。长期以来，这种"替代护理"模式深受病人及家属的好评，但是，这样的护理模式会降低病人的能力，不利于功能恢复。而康复护理模式强调的是"主动"护理、"参与"护理、"自我"护理，即在确保康复对象安全的前提下，在护士的监督和指导下，充分发挥病人及家属主动参与的积极性，从"我为病人做"到"病人自己做"，护士在必要的时间、通过必要的方式（如语言的提示或身体的接触）给予必需的帮助。这种主动或自我护理最能体现康复护理的特色。

2．不同时期康复护理重点

在疾病的不同时期，康复护理的重点不同。

（1）疾病的早期：此期多为疾病的急性期，病人多在重症监护病房（Intensive Care Unit，ICU）、冠心病监护病房（Coronary Care Unit，CCU）、急诊以及相关的临床专科。此期康复护理的重点是及时做好各种护理观察和评定，采取积极措施预防各种继发性并发症，适时开展床边简单、有效的康复治疗。

（2）疾病的恢复期：是指疾病度过了急性期或病情稳定后的时期，此期为功能恢复的理想时期，病人及其家属参与康复的积极性比较高，期望值也比较大，是功能改善的关键时期，也是康复护理介入的好时机。此时的康复护理重点是在医生的指导下，协助治疗师积极开展各种功能训练，加强心理支持，鼓励病人主动参与，尽可能改善器官功能，提高生活自理能力，尽早回归家庭和社会。

（三）康复病房管理

康复病区和临床其他专科病区不同，入住康复医学科的病人都有不同程度的功能障碍。因此，康复医学科病区的设置必须体现无障碍设计的理念。例如，宽敞明亮，门、卫生间、病床之间的距离应足够轮椅的进出，方便病人转移；室内的地面应防滑、有弹性；病房和厕所的门应宽大，卫生间应该设置坐便器，两侧装有扶手；走廊应安装扶手，利于行走训练；病房床头、走廊、厕所、淋浴间均应安装呼叫器及地灯等，以备病人急需。

第三节　我国康复护理的现状与发展

一、康复护理学的历史沿革

（一）古代康复护理蕴含于康复医学中

康复护理学的发展离不开康复医学的发展。我国 2 000 多年前医、药、护并存，已经有简单的康复治疗与护理，如《黄帝内经》中就应用针灸、导引、按摩、热熨、饮食、体育等康复方法治疗瘫痪、麻木、肌肉挛缩等病症，汉末名医华佗编排"五禽戏"用来防病健身，促使病人康复，至今仍有影响；古罗马和希腊也有关于运动治病的记载，他们曾用体操、散步、文娱疗法、工作疗法等治疗躯体和精神疾病，这是最早的作业疗法，同时也采用电疗、水疗、光疗等方法治疗身心疾病而形成了物理疗法。

（二）现代康复护理学的发展历程

1. 国外康复医学的发展历程

康复护理学与康复医学密不可分，康复护理学伴随康复医学的发展而发展。1859 年南丁格尔在《护理注意事项：该做什么和不该做什么》一文中提到允许病人自我护理是重要的护理干预措施，这是现代康复护理理论的开端。两次世界大战，尤其是第二次世界大战，大批伤病员的出现，促进了现代康复医学和康复护理学的产生和发展。英、美等国把战争时期的康复经验运用到和平时期，成立了许多康复中心。1922 年，成立了国际康复医学委员会（the Medical Commission of Rehabilitation International，CRI），该委员会 1969 年更名为康复国际（Rehabilitation International，RI）。1947 年，美国成立了"美国物理医学与康复委员会"（the American Board of Physical Medicine and Rehabilitation），确立了现代康复医学的学科地位。

1952 年，成立了"国际物理医学与康复联盟"（the International Federation of Physical Medicine and Rehabilitation，IFPMR）。1960 年，在意大利召开了首届世界康复医学大会。随后，许多国家相继建立了康复医学（物理医学与康复专科）。1969 年，成立了"国际康复医学学会"（the International Rehabilitation Medicine Association，IRMA），该学会于 1970 年在意大利召开了第一次会议，标志着康复医学学科的成熟。康复的概念也有了新的发展，被认为是现代康复医学之父的美国医学家腊斯克（Howard A. Rusk）提出了全面康复的概念，认为康复治疗应针对整个人，包括身体、精神、职业与社会，他提倡术后早期离床活动，同时采用医疗体操、功能训练、作业疗法、心理治疗、语言矫正、假肢矫形支具装配等综合措施。这些治疗大大提高了康复的疗效，使康复医学开始成为一门独立的医学学科。1997 年，"国际康复医学学会""国际物理医学与康复联盟"合并组成"国际物理医学与康复医学会"（International Society of Physical and Rehabilitation Medicine，ISPRM）。

2. 我国康复护理学的发展历程

20 世纪 80 年代，我国开始重视康复医学，康复护理也随之产生。1983 年，卫生部①要求有条件的医学院校开设康复医学课程。同年，我国成立了中国康复医学研究会，1988 年更名为中国康复医学会。1987 年 6 月，我国成立了康复护理研究会（后改名为中国康复护理专业委员会），该学会为我国普及和提高护理教育起到很大的推动作用。1997 年，中国康复护理学会的成立标志着我国康复护理进入了一个新的阶段。

近年来，随着交通事故和其他意外事故的增加及人口的老龄化，康复护理工作的需求也随之增加。我国先后成立了荣军疗养院、荣军康复院，各地区也成立了疗养院、福利院、盲人学校、聋哑学校以及残疾人工厂，为残疾人提供了康复治疗和工作学习的一系列场所。同时，我国许多地区纷纷成立了多种形式的康复机构。康复医疗已成为常规治疗，出现了专科化趋势，形成骨科、神经科、心脏病、老年病等康复医学分支，并大力倡导和推广社区康复。

康复护理学是护理学专业中的一个新的领域，近年来逐渐被社会和人们所重视。随着康复事业的发展，康复护理也正从整个的护理领域中脱颖

---

① 卫生部现为国家卫生健康委。

而出，并逐渐形成独立的专业体系。

二、我国康复护理的现状与前景

（一）现状

随着现代医学和科技的进步，康复护理学在康复护理基础理论、康复护理方法、人文关怀、心理康复护理等方面取得了令人瞩目的成就，越来越受到人们的重视和肯定。综合医院相继组建了康复科，区、县、街道、厂矿、学校等社区康复也以惊人的速度向前推进。中国康复护理学会的成立标志着我国对康复护理事业的重视；2002 年 12 月《护理与康复》杂志于杭州创刊，为康复护理学学术交流与沟通提供了专业平台。

由于康复技术的提高和康复仪器的更新，康复护理的进步，病人回归社会的目标已成为可能和现实，提高了康复护理在社会上的地位。近年来，康复护理也成为社区护理的重要工作内容之一，许多护理院校开设了《康复护理学》课程，医院通过各种形式对现有护理人员进行康复医学及护理知识的培训，扩大了康复护理人员队伍，逐渐形成康复护理梯队。

康复护理的科研工作也正在逐步开展。随着疾病谱的变化，康复护理由对创伤病人残存生理功能的康复，扩大到对肿瘤、精神病及慢性病病人的康复。"预防残疾为主"的观念已经深入临床各个学科，并渗透到创伤和疾病恢复的整个过程，促进了临床康复护理水平和科研的提高。另外，对病人心理障碍的康复也引起了护理界的关注。

国家保障残疾人享有康复服务的权利。各级人民政府和有关部门应当采取措施，为残疾人康复创造条件，建立和完善残疾人康复服务体系，并分阶段实施重点康复项目，帮助残疾人恢复或者补偿机体功能，增强其参与社会生活的能力。各级人民政府鼓励和扶持社会力量兴办残疾人康复机构。全面落实《中华人民共和国国民经济和社会发展第十四个五年规划和2035 年远景目标纲要》，健全残疾人帮扶制度，帮助残疾人普遍参加基本医疗和基本养老保险，动态调整困难残疾人生活补贴和重度残疾人护理补贴标准。完善残疾人就业支持体系，加强残疾人劳动权益保障，优先为残疾人提供职业技能培训，扶持残疾人自主创业。推进适龄残疾儿童和少年教育全覆盖，提升特殊教育质量。建成康复大学，促进康复服务市场化发展，提高康复辅助器具适配率，提升康复服务质量。开展重度残疾人托养照护服务。加强残疾人服务设施和综合服务能力建设，完善无障碍环境建设和维护政策体系，支持困难残疾人家庭无障碍设施改造。

（二）前景

人类对健康的需求越来越迫切，对康复护理学的要求也越来越高，作为一门新兴学科，康复护理学有广阔的发展空间。

1. 康复护理学渗入临床各科

康复护理学已广泛应用于神经、精神、肿瘤、骨伤、内分泌等领域以及伤病的各个阶段，成为现代护理工作的重要组成部分。这就要求护理人员进行临床工作时，需要贯彻康复护理理念，遵循整体护理观念，提高病人功能水平，促进病人早日康复。

2. 康复护理工作范围明显扩展

康复护理工作不仅在医院、康复中心、康复机构进行，还在福利机构（养老院、疗养院等）、基层单位、家庭、社区广泛开展。

3. 中国传统康复护理与现代康复护理相结合

将中国传统康复护理同现代康复护理相结合，创建具有中国特色的康复护理，是促进我国康复护理事业发展的重要措施。我国传统的中医康复治疗方法如针灸、推拿、气功、中药等与现代康复治疗方法相结合，疗效更突出，扩大了我国康复护理的内容和范畴，增强了康复效果。

4. 培养较高层次的康复护理梯队

康复护理人员不仅要有临床护理人员的基础理论和实践经验，还要有康复医学及康复护理学的理论知识和技能，这就要求培养较高层次的康复护理人员，进行规范化培训、各种形式的在职继续教育及重点培养康复护理学科建设和教育的骨干力量及管理人才，这将加速康复护理学的发展。

康复护理学有着美好的发展前景，但目前还存在不少问题。为此，许多专家呼吁，今后应将康复护理作为人才培养方面的必修课，在临床护理中规范操作和评估体系，开展岗前培训、继续教育等为临床护理人员提供多种形式的学习机会；成立中国专科护士组织，建立考核中心等；同时，将现代康复理论知识、技能与中国传统康复理论知识、技能相结合，创建具有中国特色的康复护理，使康复护理走向国际化，促进康复护理事业的发展。

第二章 康复护理的理论基础

第一节 康复护理的运动学基础

运动学（Kinematics）是在运用物理学方法研究人体各部位运动和整体运动时，各组织和器官的空间位置随时间的变化规律，以及伴随运动而发生一系列生理、生化、心理等方面的改变。人体运动学不仅是运动疗法的理论基础，也是康复护理学的重要理论依据。应用运动学原理研究其变化规律或者结果，可以指导健康或者疾患人群，达到增强体质、改善残损功能、提高生活质量、预防或治疗疾病的目的。

一、人体运动种类

人体运动的分类方法较多，当人体运动时往往几种方法交叉贯穿于全过程。

（一）按照用力方式分类

1. 被动运动

被动运动是指完全依靠外力来帮助机体完成的运动。它所用的外力可由治疗器械或治疗师徒手施加，如关节可动范围内的运动和关节松动技术；也可以利用病人自身健康的肢体施加，由病人自身健康肢体协助进行的被动运动又称为自助被动运动。

2. 主动运动

主动运动是指机体通过自身肌肉收缩进行的运动。根据用力程度不同可分为以下三种。

（1）助力主动运动（Assistant Active Movement）：在机体主动运动时，依靠外力施加适当的辅助力量，帮助其完成的运动。它兼有主动运动与被动运动的特点，是机体从被动运动过渡到主动运动过程中的一种重要训练方法，适用于创伤后无力的肌肉或不全瘫痪肌肉的功能锻炼，以及体力虚弱病人。最常用方式有滑轮、各种回旋器、水的浮力和治疗人员的帮助。它在康复功能训练中应用非常广泛。

（2）主动运动（Active Movement）：是指机体在完全不依靠外力辅助的情况下独立完成的运动。

（3）抗阻力主动运动（Resistant Active Movement）：是指机体进行主动运动的同时，对抗外来阻力时进行的运动，如举哑铃。抗阻力主动运动是增强肌力的最好方式，对增强骨密度和骨代谢也有良好效果。

（二）按照运动部位分类

1. 全身运动

全身运动是指需要上、下肢同时参与的运动方式。

2. 局部运动

局部运动是指机体为了维持局部的关节活动能力，改善局部肌肉及骨骼的功能而进行的一种运动。

（三）按照肌肉收缩分类

1. 静态收缩

肌肉收缩时，关节不产生运动。

（1）等长收缩（Isometric Contraction）：是指肌肉长度不变，张力改变，不产生关节活动，也称为静力收缩。等长收缩是固定体位与维持姿势时主要的肌肉运动形式，不产生运动动作，也不做功，如半蹲位时的股四头肌收缩。等长收缩适用于早期康复，如肢体被固定或关节有炎症、肿胀，活动产生剧烈疼痛时。

（2）协同收缩（Coordinated Contraction）：是指肌肉收缩时，主动肌与拮抗肌同时收缩，肌张力增加但不产生关节运动。协同收缩类似于等长收缩。

2. 动态收缩

肌肉收缩时，关节产生肉眼可见的运动。

（1）等张收缩（Ksotonic Contraction）：是指肌肉张力不变但长度改变，产生关节活动的肌肉收缩。等张收缩又分为以下两种：①向心性收缩或称等张缩短（Concentric Contraction）：是指肌肉收缩时，肌肉两端附着点间的距离缩短、接近，关节按需要进行屈曲。向心性收缩是运动疗法最常用的肌肉活动，是维持正常关节活动的主要形式，如上楼梯时股四头肌的缩短收缩。②离心性收缩或称等张延伸（Eccentric Contraction）：是指肌肉收缩时肌力低于阻力，两端肌肉止点距离变远，原先缩短的肌肉逐渐延伸变长。离心性收缩的主要作用促发拮抗肌收缩，以稳定关节、控制肢体坠落速度或肢体动作，如下楼梯时股四头肌的延长收缩。

（2）等速运动或等速收缩（Isokinetic Contraction）：是指整个运动过程中角速度保持不变，而肌肉张力与长度一直在变化的一种运动方式。这种运动在自然运动的情况下不存在，只有借助专用设备才能实现。

在机体进行各种复杂运动过程中，躯体姿势在不断发生变化。当机体要完成协调、有目的运动时，需要肌肉也以等长收缩、向心性收缩、离心性收缩等形式不断地变化。如我们上楼梯时，股四头肌需要离心性收缩与向心性收缩都发挥作用；当抬腿屈膝时，股四头肌收缩的同时又被拉长，以控制重力对身体的作用；当蹬腿伸膝时，离心性收缩使身体抬高前进，股四头肌又开始做向心性收缩。静态收缩和动态收缩在日常生活与康复训练中常结合运用，这是肌力训练的有效方式，以预防肌肉萎缩、增强肌力及提高运动技能水平。

二、运动对机体的影响

运动中肌肉活动与多种功能锻炼主要是通过神经反射、神经体液因素和生物力学作用对机体的多种功能产生相应的影响和改变，尤其在经过一段时间的训练后，常可逆转原来失调的功能状态，重新获得比较好甚至满意的能力。运动在康复中的作用主要体现在以下几个方面。

（一）提高神经系统调节能力

运动能提高躯体中枢神经系统和自主神经系统调节功能。运动是一种重要生理刺激，它可以保持中枢神经系统的紧张性与兴奋性，维持其正常功能，从而发挥其对全身脏器的调节作用。由于所有运动都是体内一系列生理性条件反射的综合，当运动达到一定强度与难度时，可以促使大脑皮质形成更多、更复杂的条件反射，来提高神经活动的兴奋性、灵活性和反应性，从而强化中枢神经系统对全身脏器功能的调整与协调能力。此外，长期锻炼还能促进迷走神经兴奋性增强，提高对人体脏器活动的调控能力。

（二）调节精神和心理状态

适度运动可对精神和心理产生积极影响，可以改善病人情绪，扭转抑郁、悲观和失望等精神心理的负面情绪。这是因为运动可反射性引起人体下丘脑部位兴奋性提高，从而表现出兴奋、愉快、乐观情绪。在运动中，机体代谢活动增强，肾上腺素分泌增加以及由此产生的欣快感，极大程度地缓解精神和心理压力，打断抑郁或焦虑情绪与躯体器官功能紊乱之间的恶性循环，增强参与者的自信心。

（三）提高代谢能力与改善心肺功能

运动时人体肌肉收缩做功，消耗大量体内能源，使机体新陈代谢水平相应升高，往往达到机体静息水平的几倍甚至十几倍。因此，适当运动现已成为糖尿病、骨质疏松症等疾病的基本治疗方法之一。在运动时，循环系统和呼吸系统的功能活动也相应发生变化。运动时大量血液流向肌肉，为适应机体需要，心肺功能活动也相应地增加，主要表现为心跳加快，每搏量增多，心肌收缩加强，收缩末期容量减少，心排血量增加，回心血量也相应增加。同时机体内血流发生明显的重新分布，骨骼肌的血液供应可从安静时的15%～20%增加至占总血液供应量的80%。运动时摄取更多氧与及时排除二氧化碳，呼吸相应加深加快，胸廓与膈肌的活动幅度也明显增大，潮气量增多，每分通气量与耗氧量均能增加数倍至20倍。因此，长期坚持锻炼，能促进人体代谢能力和心肺功能提高。

（四）维持运动器官形态与功能

合理和系统的运动是维持运动器官形态与功能的必要因素。长期运动可以预防和延缓骨质疏松、软骨变性退化、肌肉萎缩、关节挛缩甚至关节形态破坏等情况的发生。运动还能促进关节周围血管的血液循环，增加关节滑液分泌，改善软骨营养；能维持骨代谢平衡，使骨皮质增厚，增强骨的支撑与承重能力；可维持肌纤维形态，提高和增强肌力和耐力，改善主动运动能力；能牵伸挛缩和粘连的组织，维持和改善关节活动范围。

（五）促进代偿机制的形成与发展

当损伤严重损害机体部分器官的功能时，机体可发挥健全组织与器官的作用以代偿部分缺失的功能。有些代偿功能可由机体自动完成，但有些代偿功能则需要专门的功能训练才能逐渐发展与完善。特别是中枢神经损伤后，机体需要建立新的条件反射以弥补丧失的运动功能。此时，运动的重点是通过对健侧肢体或者非损伤组织的训练，发展其代偿能力，来补偿丧失的功能，这也是运动疗法治疗脑卒中的基本机制之一。如偏瘫或者截瘫病人，通过运动治疗，训练代偿能力，可使病人达到最大限度的生活自理。

（六）预防下肢深静脉血栓形成

运动对肢体起到血液泵的作用。深静脉血栓多见于下肢，形成的原因主要有血流速度减慢、血管壁损伤与血液成分改变。由于肌肉收缩能促进机体局部或全身血液循环，加强静脉回流，减轻静脉淤滞，故可预防病人下肢深静脉血栓形成。

（七）促进机体损伤的恢复

运动可促进机体血液循环，加强损伤后组织周围胶原纤维的排列与构成，有利于瘢痕形成，从而促进创面与损伤肌腱、韧带愈合；同时，机体血液循环增强可促进骨折愈合；运动还能激活软骨细胞，增加其胶原与氨基己糖的合成，防止滑膜粘连，促进脓性渗出物、积血等从滑膜腔中清除，从而促进受损软骨愈合及保护关节软骨。通过以上作用，运动可缩短机体损伤组织的恢复期、防止肌萎缩、减轻关节僵硬、减少继发性退行性关节炎等并发症的发生。

三、肌肉运动学

人体运动的基础是肌肉收缩与舒张。由于肌肉能根据需要来改变其能量消耗，因此，肌肉强烈收缩时，需要消耗比舒张状态下更多的能量。强烈收缩的肌肉所消耗的能量，可比肌肉在安静状态时增加数倍。而要使产能水平保持这种高度，就必须使肌肉组织利用氧的增加与身体排出热和二氧化碳的增加达到一定的平衡。在运动中，机体发生系列反应的目的主要是为了维持肌细胞中的化学与物理平衡。在此过程中，心、肺和血管等机体重要器官起到主要作用。肌肉运动学主要研究骨骼肌在人体运动过程中的功能及运动规律，以及与康复治疗学相关的肌肉运动学理论知识。

（一）肌肉分类

肌肉在不同运动过程中的作用各不相同，运动动作本身决定其所承担的角色。根据在某一具体动作中肌肉的功能作用，可将肌肉分为原动肌、拮抗肌、固定肌和中和肌。

1．原动肌

原动肌（Agonist）：是指直接完成动作的肌或肌群，即在产生关节运动中起主要作用的肌或肌群。它可分为主动肌与副动肌，其中在产生关节运动中起主要作用的肌或肌群称为主动肌，协助完成动作或仅在动作的某一阶段起作用的肌或肌群称为副动肌。如在屈肘运动中起作用的肌有肱二头肌、肱肌、肱桡肌和旋前圆肌。其中肱二头肌和肱肌起主要作用称为主动肌；肱桡肌和旋前圆肌起辅助作用称为副动肌，又称辅助肌。

2．拮抗肌

拮抗肌（Antagonist）：是指与原动肌作用相反的肌或肌群。当原动肌收缩时，拮抗肌应协调放松或者做适当的离心收缩，来保持关节活动的稳定性与动作的精确性，同时能起到维持关节运动中的空间定位作用，并且能够防止关节过度屈伸导致的关节损伤。如在屈肘运动中，肱三头肌是肱二头肌的拮抗肌，肘肌则是肱肌的拮抗肌；而在伸肘运动中，肱二头肌是肱三头肌的拮抗肌，肱肌则是肘肌的拮抗肌。

3．固定肌

固定肌（Fixator）：是指为固定、支持关节而产生静止性收缩的肌或肌群。为发挥原动肌对肢体运动的动力作用，必须将肌肉相对固定的一端（大多为近心端）与所附着的骨骼或更近的骨骼充分固定。这种起固定作用的肌或肌群称为固定肌。如单纯进行肘关节屈伸负重活动，必须固定肩关节，这时固定肩关节的肌群都称为固定肌。

4．中和肌

中和肌（Neutralizer）的作用是抵消原动肌收缩时所产生的一部分不需要的动作，如做扩胸运动时，斜方肌与菱形肌都是原动肌。斜方肌收缩时，除使肩外展扩胸外，还可使肩胛骨下角外旋；菱形肌收缩时，使肩胛骨移向脊柱以产生扩胸效应，同时还能产生肩胛骨下角内旋。这种肩胛骨下角内旋和外旋常可削弱扩胸效应，但斜方肌与菱形肌同时收缩时产生的动作可相互抵消，因此两者互相为中和肌。

辅助肌、固定肌与中和肌通常统称为协同肌，是指参与单个运动除主动作肌以外的全部肌或肌群。此外，肌的协作关系也不是固定不变的，会随着动作的改变而发生变化。

（二）肌肉特性

1. 肌肉的物理特性

（1）伸展性（Extension）：是指在外力作用下肌肉被拉长的特性。

（2）弹性（Elasticity）：是指在外力取消后肌肉可恢复到原状的特性。

（3）黏滞性（Stickiness）：是指肌浆内各分子之间相互摩擦而产生的阻力。人体肌肉伸长的程度与外力的大小不成正比，在外力去除后肌肉并没有立即恢复原状。这是由黏滞性造成的肌肉内阻力所致。当温度降低时，黏滞性增加。

2. 肌肉的生理特性

（1）兴奋性（Excitability）：是指肌肉受到刺激时产生兴奋的特性。

（2）收缩性（Contractility）：是指肌肉兴奋时产生收缩反应的特性。

（三）肌肉功能状态指标

1. 肌力

肌肉收缩时所表现出来的能力。它体现肌肉主动收缩和抗阻力的能力，通常以肌肉最大兴奋时所能负荷的重量来表示。影响肌力的主要因素包括以下方面。

（1）肌肉的横断面积：单位横断面积所能产生的最大肌力称为绝对肌力。肌肉横断面积越大，则可产生的肌力越大，反之亦然。

（2）肌肉的募集：在单一运动中，同时参与收缩的运动单位数量越多，肌力也就越大，这种情况称为肌肉募集。它受中枢神经系统功能状态的影响，当运动神经发出冲动频率增加或者冲动强度增大时，被动员或者激活的运动单位数量也随之增多，参与收缩的运动单位数量越多，肌力也就越大。

（3）肌肉的初长度：是指肌肉收缩前的长度。在生理限度内肌肉在收缩前被牵拉至适宜的长度则收缩时的肌力较大，因此肌力与肌肉的初长度的关系十分密切。一般认为，当肌肉在静息长度或者被牵拉至静息长度的 1.2 倍时，肌小节功能最佳，产生的肌力最大。如在投掷铅球时，必须充分屈曲肘关节，以便尽可能牵张肱三头肌，然后利用肱三头肌急剧收缩的力量将铅球投掷出去。

（4）肌纤维的走向：通常情况下与肌腱长轴是一致的，但也有不一致的。如在一些相对较大的肌肉中，部分肌纤维与肌腱长轴形成一定角度，呈羽状连接。这种羽状连接成的角越大，可以募集的肌纤维数量也就越多，肌肉越粗，所能产生的肌力也就越大。例如，腓肠肌等快收缩肌，具有较强大的收缩力。

（5）肌肉的收缩速度：实际上也能影响肌肉的收缩张力。当肌肉收缩速度增加时，则其肌力下降，故等长收缩比向心性收缩会产生更大肌力。

2．肌张力

肌肉静止松弛状态保持的紧张度。它与脊髓的牵张反射有关，受中枢神经系统调控。它常通过被动运动感知处于放松状态肌肉的阻力程度进行评测，来评判主动肌和拮抗肌间（或互为拮抗肌）的收缩与舒张活动有无失衡，或是否协调。肌张力异常通常是肌肉失去神经支配（如脊髓损伤）和/或神经调节功能障碍（如脑损伤）的结果。肌张力异常一般包括肌张力增高和降低两种情况，肌痉挛以及肌强直是肌张力增高的典型表现，而弛缓性瘫痪则是肌张力降低的常见表现。

3．快速力量

肌或肌群在一定速度下所能产生最大力量的能力，可通过单一运动动作、多个运动动作或者在有氧运动条件下的重复运动测得。快速力量由启动力量、爆发力量（爆发力）和制动力量组成，爆发力是指在最短时间内发挥肌肉力量的能力，采用最大力量与达到最大力量的时间之比来评定。爆发力通常由肌力和肌肉收缩速度两个因素所决定，肌力是基础，收缩速度是关键。

4．肌肉耐力

肌肉在一定负荷条件下保持收缩或持续重复收缩的能力，反映肌肉持续工作的能力，体现肌肉对抗疲劳的水平。

四、骨关节运动学

关节是运动的枢纽，是脊柱、四肢赖以活动的基础。其特点是骨与骨之间借其周围结缔组织相连，相连骨之间有充盈滑液的腔隙，运动范围较大。关节基本结构包括关节面、关节囊和关节腔。关节辅助结构包括韧带、关节盘、关节唇、滑膜襞和滑膜囊，这些结构对于增加关节的灵活性或稳固性具有重要作用。

（一）关节分类

1. 按可动范围分类

（1）不动关节：相邻骨之间由透明软骨或者结缔组织相连，没有关节运动功能。

（2）少动关节：关节活动范围小，其构造主要有两种方式：①两骨的关节面由一层透明软骨覆盖，其间靠纤维连接，如椎间盘和耻骨联合。②两骨之间仅有一定间隙，其间借韧带与骨间膜相连，如骶髂关节和胫腓关节。

（3）活动关节：典型滑膜关节结构，可自由活动，如肩关节和髋关节。

2. 按运动轴的数目和关节的形态分类

（1）单轴关节：只有一个自由度，即只能绕一个运动轴在一个平面上做一组运动，包括两种运动形式：①滑车关节（Hinge Joint）：又名屈戌关节。一端骨关节头呈滑车状，另一端骨对应的关节窝正中有矢状方向的嵴，与关节头的沟相对应。通常只能沿冠状轴做屈、伸运动，如手部指间关节。有的滑车关节，一端骨关节头滑车两端大小不一，另一端骨关节窝上嵴呈螺旋线状，称为螺旋（蜗状）关节，其运动轴为斜冠状轴，如肘关节。②车轴关节（Trochoid Joint or Pivot Joint）：关节头呈圆柱状，关节窝通常由骨和韧带连成环，形同车轴与轴承。这种关节仅能循长轴（垂直轴）做旋轴（回旋）运动，如桡尺近侧关节，只能围绕垂直轴在水平面上做旋前、旋后运动。

（2）双轴关节：由椭圆形球面的关节头和椭圆形凹面的关节窝构成，此类关节能围绕两个互相垂直的运动轴进行两组运动，也可进行环转运动。包括两种形式：①椭圆关节（Ellipsoidal Joint）：关节头呈椭圆形凸面，关节窝呈椭圆形凹面，可沿冠状轴做屈、伸运动，沿矢状轴做收、展运动，并可做环转运动，如桡腕关节。②鞍状关节（Seller Joint or Saddle Joint）：相对两骨的关节面均呈马鞍形，互为关节头与关节窝。鞍状关节有两个运动轴，可沿冠状轴做屈、伸运动和矢状轴做收、展运动，并可沿两轴做环转运动，如拇指腕掌关节。

（3）多轴关节：由呈球面的关节头和呈凹面的关节窝构成，此类关节在三个互相垂直的运动轴上可做屈伸、收展、旋转等多方向运动。通常也有两种形式：①球窝关节（Ball-and-Socket Joint or Spheroidal Joint）：一般球窝关节的关节头较大呈球形，而关节窝浅而小，与关节头的接触面积不到 1/3，其运动幅度较大，如肩关节。有的关节窝特别深，包绕关节头的 1/2 以上，虽属球窝关节，但其运动范围受到一定限制，也称为杆臼关节，如髋关节。②平面关节（Plane Joint）：相对两骨的关节面平坦而光滑，接近于平面，但仍有一定弯曲或弧度，可视为球面无穷大，也可归为多轴关节，可做多轴性的滑动或转动。如腕骨间关节和肩锁关节等。

（二）关节运动

关节的运动形式和范围主要由关节面的形态、运动轴的数量和位置所决定。关节作为运动的枢纽，在肌肉牵拉下，骨沿着关节轴所规定的轨迹进行移位运动。所有关节运动都可分解为在三个互相垂直平面上进行的单一或者复合位移运动，即围绕冠状轴在矢状面上的运动，围绕矢状轴在冠状面上的运动，围绕垂直轴在横断面（水平面）上的运动。通常关节运动主要包括屈与伸、收与展、旋转和环转运动。环转运动是屈、伸与收、展组合的运动，不包括旋转运动。其他的运动还有根据关节部位而冠以特殊的名称，如躯干有前屈、后伸、侧屈、旋转；肘关节有屈曲、伸展；腕关节有桡偏、尺偏；踝关节有跖屈、背屈、内翻、外翻等运动。

（三）关节的活动范围和稳定性

活动范围和稳定性决定关节的功能。关节的独特结构不但使关节具有活动度，而且具有稳定性。关节运动轴愈多，其运动形式就愈多样化、灵活，因此，凡具有两个或两个以上自由度的关节都可做环绕运动。其次，关节囊的松紧与厚薄、周围韧带和肌腱状况也明显影响关节的运动。关节囊愈坚韧，紧张度愈高，周围韧带和肌腱愈坚固，关节运动范围就愈小，但关节的稳定性愈强；反之，关节运动范围愈灵活，而关节的稳定性愈差。同时，两个关节面之间的面积差也决定关节的灵活性。两个关节间的面积差愈大，关节运动范围愈灵活，反之，面积差愈小则关节愈稳固。如肩关节和髋关节同属球窝关节，但肩关节比髋关节的活动范围大，而髋关节比肩关节稳定。此外，关节的其他结构对关节运动也有一定程度的影响，如关节盘和滑液能增加关节的灵活性，而关节唇和滑膜襞则能增强关节的稳定性。故通常情况下，稳定性大的关节活动范围小；稳定性小的关节活动范围大。

（四）关节活动顺序性原理

在运动中，关节需克服较大阻力或需较快速度时，尽管运动链中各个关节同时用力，但最先产生运动的总是大关节，然后依据关节大小出现相应的先后顺序。在康复医学中关节活动顺序性原理具有重要意义。在康复训练中，主动强化训练大关节，发挥其潜力，有利于训练的顺利完成。而小关节作为人体动作的支撑点，对动作完成后保持身体的平衡具有重要作用，另外，小关节还可影响动作时间和提高速度等。

（五）关节的运动链和杠杆原理

将人体一侧上、下肢关节的运动按一定顺序衔接起来，组成运动链。人体上肢运动链由肩带、上臂、肘关节、前臂、腕关节和手等组成；下肢运动链由髋关节、大腿、膝关节、小腿、踝关节和足等组成。在人体运动中，各种运动可分为开链运动（Open Kinetic Chain，OKC）和闭链运动（Closed Kinetic Chain，CKC）两种形式。如肢体近端固定而远端游离，可任意活动某一单独关节或者同时活动若干关节，即为开链运动。其主要特点是各关节链都有其特定的运动范围，远端运动范围大于近端，且速度也快于近端。反之，肢体远端固定而近端关节活动，如接触地面、墙面，或手被扶持，即为闭链运动。在病人手被治疗人员扶持固定时，病人不可能仅做单一关节的活动，而是同时活动腕、肘和肩关节，此时所能做的肢体运动只能是多关节协调的闭链活动。在人体运动中，骨骼、关节和肌肉发挥重要作用，其运动机制符合杠杆原理。肌肉收缩输出的力，作用于骨骼，导致关节运动。各种复杂的关节运动均能分解为一系列的杠杆运动。生物力学研究的基本方法之一就是运用杠杆原理对运动进行分析。

1. 关节杠杆运动的基本概念

（1）支点（F）：是指杠杆绕其转动的轴心点。在骨杠杆上，支点是关节的运动中心。

（2）力点（E）：是指力的作用点。在骨杠杆上，力点是肌肉的附着点。

（3）阻力点（W）：是指阻力在杠杆上的作用点，阻力由运动肢体的重力，骨关节摩擦力或弹力及拮抗肌的张力，韧带、筋膜的抗拉力等造成。它们在一个杠杆系统中的阻力作用点只有一个，即全部阻力的合力作用点，为唯一的阻力点。

（4）力臂（d）：是指在肌力作用下，肢体发生转动时力的作用线与转轴间的垂直距离。

（5）阻力臂（dw）：是指从支点到阻力作用线的垂直距离。

（6）力矩（M）：表示力对肢体产生转动作用的大小，是力对物体转动作用的量度。一点上力的力矩分为力对点之矩和力对轴之矩。力对点之矩是该力与力的作用点到该力垂直距离（即力臂）的乘积，即 M＝E×d；力对轴之矩是力与力的作用点到轴的垂直距离的乘积。

（7）阻力矩（Mw）：是阻力和阻力臂的乘积，即 Mw=W×dw。

2．杠杆的分类

根据力点、支点和阻力点的不同位置关节可分为三类杠杆。

（1）第一类杠杆/平衡杠杆：其特征是支点位于力点与阻力点之间，如天平和跷跷板。在人体中平衡杠杆较少，如头颅与脊柱的连接属于平衡杠杆，这类杠杆的主要作用为传递动力和保持平衡，它既产生力又产生速度。

（2）第二类杠杆/省力杠杆：其特征是阻力点位于力点与支点之间，如一根撬动重物的棍棒，一端支在地上，棍棒下垫有物体。在人体中，省力杠杆在静态时极为少见，只有在动态时能观察到，如站立提踵时，这类杠杆因为力臂始终大于阻力臂，所以可以用较小的力来克服较大的阻力，故称为省力杠杆。

（3）第三类杠杆/速度杠杆：其特征是力点位于阻力点与支点之间。在人体中，速度杠杆最为普遍，如肱二头肌通过肘关节屈起前臂的动作，这类杠杆力臂始终小于阻力臂，引起运动时，力必须大于阻力，因此不能省力，但能使阻力点获得较大的运动速度和幅度，故称为速度杠杆。

3．杠杆原理在康复医学中的应用

（1）省力：力臂增长或阻力臂缩短，就能用较小的力去克服较大的阻力。在人体杠杆中，肌肉拉力的力臂一般都较短，但能通过肌肉在骨上附着点的隆起、籽骨等来延长力臂。如提重物时，使重物靠近身体以缩短阻力臂来实现省力。举重的关键是让杠铃尽可能贴近身体。一个人身体强壮、肌肉发达，其骨骼上的粗隆与结节也较明显，这些结构能增大力臂来增加力矩，如股骨大转子就增大了臀中肌与臀小肌的力臂。

（2）获得速度：大多动作要求获得较大的运动速度与幅度，而不要求省力。如掷铅球、踢球等。为使阻力点移动的速度与幅度增大，就需要缩短力臂和增加阻力臂。人体杠杆中，大多属于速度杠杆。在运动中为获得更大速度，通常使几个关节组成一个较长阻力臂，如掷铅球时要先伸展手臂。有时候可附加延长的阻力臂，如打羽毛球时要借助于球拍杆来延长阻力臂。

（3）防止损伤：人体骨骼和肌肉组成的杠杆大多属于速度杠杆，而从杠杆原理可知，速度杠杆通常不能省力，因此当阻力过大时，容易引起运动杠杆的各环节，尤其是其力点与支点，即关节、肌腱和肌止点的损伤。为能保护运动杠杆，一方面应通过训练增强肌力，另一方面还应适当控制阻力和阻力矩。

第二节　康复护理的神经学基础

神经系统（Nervous System）是人体结构与功能最复杂的系统，由数以亿万计互相联系的神经细胞组成，在机体内起主导作用，控制和调节各个系统的活动，使机体成为一个有机整体。随着近代分子生物学的进步与发展，神经科学众多分支出现相互渗透、相互促进的局面，神经解剖学、神经心理学等分支学科更是成为康复护理领域的重要理论基础。

一、神经发育

神经发育是个体发育中最早、最迅速的系统。胚胎神经干细胞受到周围环境变化的影响，通过细胞间的相互联系而发生诱导、分化、迁移、程序性死亡等步骤，最终形成脑、脊髓和神经系统的其他组成成分。

（一）神经诱导

胚胎从受精卵经过卵裂球、囊胚的发育过程成为原肠胚，原肠胚中背部中央的脊索和其上方覆盖的预定神经外胚层之间的细胞相互作用后，外胚层发育成神经组织，这整个过程称为神经诱导。

（二）神经细胞分化

神经管里的室管膜细胞可产生神经细胞和神经胶质细胞的前体，而前体细胞又可转化成终末细胞，这个过程就是神经细胞分化。

（三）神经细胞迁移

神经细胞迁移是神经系统发育中的一个独特现象，这是由于神经细胞的发生位置和定居位置不同，同时神经细胞为达到纤维联系上特定的靶细胞位置，就要不断地进行迁移。影响神经细胞迁移的因素主要包括细胞及突起的积极移动、多种化学因子局部的浓度梯度和胶质细胞的爬行等。

（四）神经细胞的程序性死亡

神经细胞生长的同时伴随着大量细胞的死亡。在神经细胞发育过程中出现的由细胞内特定基因程序表达所介导的细胞死亡，称为程序性死亡，它是神经系统调整细胞数量的一种方式。

二、神经损伤、再生与修复

（一）神经损伤的实质

1. 神经细胞胞体的损伤

神经细胞不能再生，这是由于神经细胞胞体的丧失，致使该神经细胞的轴突与树突失去营养中心而随之死亡。

2. 神经突起的损伤

神经突起的损伤主要是轴突中断。轴突的中断会使靶组织失去传入神经或去神经支配，导致轴突与靶组织间连接中断。而轴突的损伤可以导致神经细胞的一部分细胞质丧失，这通常会引起神经细胞的退化和变性现象。

（二）神经细胞损伤后的退化现象

当直接损伤神经细胞胞体时，整个神经细胞将会死亡。当损伤仅限于轴突与树突时，其结果可能会引起神经细胞的死亡或以一种改变的状态存活下来。

1. 部分损伤神经细胞

部分损伤神经细胞是指损伤局限于神经细胞的突起、轴突或树突。轴突被切断的神经细胞常常出现胞体萎缩的现象，严重时甚至可导致神经细胞的完全死亡，通常称之为逆向性变性。但如果轴突被切断的神经细胞仍保留有未受损的轴突侧支投射，即使轴突的细胞质大部分丧失，也不会表现出逆向变性，通常称这种现象为支持侧支。

2. 跨神经细胞变性

通常将失去正常的神经传入或靶组织的神经细胞发生萎缩死亡的现象，称为跨突触效应。将失去传入神经引起神经细胞死亡的现象称为正向跨神经细胞变性。将失去靶组织而引起神经细胞死亡的现象称为逆向跨神经细胞变性。

3. 跨神经细胞萎缩

通常大多神经细胞失去靶组织或者去神经支配，并不足以致使神经细胞的死亡，但这些神经细胞会显示出一些退化现象。通常也包括正向与逆向跨神经细胞萎缩两种情况。

（三）神经细胞损伤后的再生

1. 中枢神经再生

中枢神经系统难以自发再生，虽然众多的实验研究得出各种促进中枢神经再生的因素，但也只取得了非常有限的轴突再生的结果。

2. 周围神经再生

（1）周围神经再生的机制：包括轴突再生通道和再生循环微环境的建立、轴突出芽的形成与延伸、靶细胞的神经再支配、再生轴突的髓鞘化和成熟。

（2）影响周围神经再生的因素：①神经元自身因素。胞体是神经元的营养中心，成功的神经再生首先需要神经元存活且代谢恢复正常。多数情况下，周围神经损伤后神经元可以存活。如果神经元在损伤反应中没有死亡，那么其胞体结构可能在损伤后 1 周开始恢复，胞体结构完全恢复历时较长，一般需要 3～6 个月；②再生微环境。轴突的再生情况与其所处的微环境密切相关，如神经营养因子、免疫反应、炎症反应、激素调节等，适宜的再生微环境是神经成功再生的重要条件；③其他影响因素。如神经损伤的类型和严重程度、损伤部位与靶器官的距离以及靶器官自身的特点以及个体病人年龄、治疗时机、手段等因素。

（四）中枢神经系统的修复

这是一个十分复杂的问题，成年脑内的神经再生为治疗脑缺血等疾病造成的神经功能缺损提供了全新的治疗思路与策略。不论是移植外源性神经干细胞，还是体内自身神经干细胞的再动员都须通过以下途径才能实现功能的恢复：新产生的神经细胞要与宿主脑内神经回路整合，接受神经传入，重建正常的神经网络；通过分泌神经递质与生长因子促进原有神经细胞的生存。

三、中枢神经可塑性

为了主动适应和反映外界环境的各种变化，神经系统能发生结构和功能的改变，并维持一定时间，这种变化就是中枢神经的可塑性，包括后天的差异、损伤及环境对神经系统的影响，神经系统的可塑性决定了机体对内外环境刺激发生改变的反应能力和功能代偿。

（一）可塑性理论基础

1930 年，贝特（Bethe）首先提出中枢神经系统可塑性的概念。认为中枢神经系统损伤后的恢复是由于残留部分功能重组的结果。随后研究者重新提出并完善了功能重组的理论，认为伤后脑的残留部分通过功能重组，代偿或部分代偿原有功能。随着研究的深入，已证实神经系统损伤后在系统内、系统间存在结构和功能的可塑性。

1. 系统内重组

系统内重组是在同一系统内相同水平或不同水平上出现的代偿，如由病灶周围组织的代偿或由病灶以上或以下结构来代偿，主要包括突触可塑性、神经轴突发芽、潜伏通路的启动、失神经过敏、轴突上离子通道的改变等。

2. 系统间重组

系统间重组是指由功能上不完全相同的另一系统来代偿损伤系统的功能，如由皮肤触觉来代替视觉，主要形式包括古旧脑代偿、对侧半球代偿、在功能上几乎完全不相干的系统代偿等。并认为在此过程中，特定康复训练是必需的，故此理论又称为再训练理论。代偿和功能重组已成为脑可塑性的生理、生化或形态学改变的基础。

（二）中枢神经的可塑性

1. 大脑

大脑的可塑性为脑的潜在适应能力，即在结构和功能上具有修改自身以适应环境改变的能力。目前促进神经再生与修复的策略主要是通过促进内在的再生能力和消除外在的抑制因素两大途径。

2. 脊髓

脊髓是低级中枢神经，同大脑一样也具有可塑性。如切除猫后肢的大部分背根后，发现保留完好的背根神经纤维在脊髓的投射密度增大，这充分说明了保留的背根与附近被切除的背根之间发生了可塑性变化。研究表明，脊髓损伤后的可塑性变化与大脑一样，具有发育阶段差异与区域差异的特征。

（三）神经重塑的机制

1. 突触

神经细胞受损后，突触在形态和功能上的改变称为突触可塑性，中枢神经的可塑性大多情况下是由突触的可塑性完成的。具有可塑性潜力的突触大多为化学性突触。突触的可塑性表现为突触结合的可塑性与突触传递的可塑性。突触结合的可塑性是指突触形态的改变、新的突触联系形成以及传递功能的建立，这是一种持续时间较长的可塑性。突触传递的可塑性是指突触的反复活动引起突触传递效率的增加（易化）或者降低（抑制）。突触可塑性的形式包括强直后增强、习惯化和敏感化、长时程增强和长时程抑制。强直后增强、习惯化和敏感化都属于短期的突触可塑性，一般是由突触前的机制造成的突触功能变化。

2. 轴突

近年来进一步证实，作为并行发芽导致被损失神经元的空白突触位点的再占用现象在许多脑区中存在。神经元的轴突有 3 种出芽方式：①再生性出芽，是指在受损伤轴突的神经细胞存活时，该轴突近侧端以长出新芽的方式进行再生。②侧支出芽，是指在损伤累及神经细胞胞体或近端轴突进而造成整个神经细胞死亡时，附近未受伤神经细胞从其自身的侧支上生出支芽。③代偿性出芽，是指为代偿因受伤而丢失的侧支而在其正常的侧支发出新芽。

3. 中枢模式发生器

中枢模式发生器是位于脊髓内、能自动产生稳定振荡、有序激活伸屈肌群进行交替收缩、激发肢体节律运动的模式发生器，具有独立于脊髓的神经中枢和外周感觉输入、自我维持运动样神经活动的特性。由于模式发生器的网络具有多功能性、边界灵活，可以实现网络重组，在脊髓的可塑性方面起到一定作用。

四、功能重塑与康复训练

（一）功能重塑

鉴于中枢神经系统难以自发再生，因此中枢神经病损后康复重点应放在功能重塑。目前公认的促进中枢神经系统功能重塑的策略应是综合性的。具体包括以下方面：①保护神经元、避免轴突二次损伤；②提高损伤的中枢神经轴突内在的再生能力；③移植入可行的细胞和黏附分子以桥接损伤形成的间隙；④减少胶质瘢痕的形成和硫酸软骨素蛋白聚糖的沉积；⑤克服中枢神经髓鞘相关抑制因子的抑制作用；⑥应用神经营养因子增强突触的导向性生长；⑦干扰蛋白激酶 C 的活性；⑧促进再生的神经突触支配相应的靶细胞。

（二）康复训练

康复训练能激发神经系统的可塑性及功能恢复。神经可塑性与脑卒中后的肌肉运动康复有关，包括建立新的神经连接，获得新功能以及损伤的修复。然而，脑卒中损伤区受损的部位与严重程度影响神经可塑性，因此，通过运动治疗促进神经可塑性，对功能丧失的补偿十分重要。脑卒中后的康复治疗，包括在多种环境下进行有意义的、重复的以及功能特定性的运动训练，旨在提高神经可塑性以及改善运动。许多脑卒中后恢复运动的新康复治疗技术，都是建立在神经可塑性的科学研究的基础之上。由于构成运动恢复的机制多种多样，因此，对脑卒中后病人进行康复治疗时应结合机制，针对病人脑损伤程度及各时期神经重塑特点，设计外周与中枢结合的个性化康复方案，以便取得更好的效果。

（三）脑功能恢复阶段与康复训练时间窗

1. 脑卒中后的自发功能恢复在脑卒中后的前几周

脑卒中后的前几周，大多会出现一定程度的自发功能恢复。目前普遍认为，损伤后最大限度的自发恢复发生在发病后的前 3 个月，3 个月以后认知功能的自发恢复多于运动功能的恢复，损伤较轻的脑卒中病人恢复比损伤严重的病人要快。同一病人不同的神经功能区存在不同形式的自发恢复。由于不同的神经功能区恢复的速度与程度存在差异，有关脑卒中后急性期神经功能重建的临床研究，可能需要使用针对某一特定神经功能区的行为学方法进行评价，而非整体的功能评估。

2. 时间窗对脑卒中后应用功能恢复治疗手段的影响

根据每种治疗手段的特点及生物学目标不同，其时间窗也不相同。脑卒中后较早的几周里，脑功能水平由于自发恢复，会呈现出时高时低的状态，因此康复治疗的生物学目标也随着时间而不断地发生变化。部分学者将脑卒中后脑功能恢复水平分为以下三个阶段，各阶段可能有一定程度的重叠。

（1）急性期：该阶段的康复目标主要为预防压疮、呼吸道和尿路感染、深静脉血栓形成及关节挛缩和变形等并发症，为恢复期功能训练创造条件。

（2）恢复期：这个阶段是开始采取康复治疗措施的黄金时期，因为在这个时间段内，脑组织会最大限度地自发修复行为学功能，大脑内部自行修复也将达到最高水平。必须注意的是，不管是药物干预还是行为学干预，都必须进行双向的评估，因为它们可能带来有效的改善，也有可能引起不良的后果。

（3）平台期：脑卒中后数月开始，进入一个稳定但仍有修复潜力的慢性期。平台期可能由两个部分组成。第一部分是伴随着第二期治疗时间窗的结束，开始进入慢性期，第二部分代表进入脑卒中后数月至数年的这一时间段，面临着脑卒中的晚期改变以及各种并发症问题，其中包括新的肌张力障碍、认知/情感问题、痉挛/挛缩问题等。

第三节　康复护理的残疾学基础

残疾是指由于外伤、疾病、发育缺陷或精神因素等原因造成的人体身心功能障碍，最终导致人在不同程度上丧失正常生活、工作、学习以及社交的日常功能。残疾学主要对残疾形成的原因、发展的规律以及各种临床表现进行研究，对康复与预防发挥着积极的作用。

一、残疾的分类

残疾从大体上可以分为原发性残疾和继发性残疾。原发性残疾是由各种疾病、损伤或者先天性的异常直接导致的，而继发性残疾是指功能障碍是来源于原发性残疾引发的并发症。残疾一般以患者的实际能力为标准进行分类，下面介绍两种国内外主要的分类方式。

（一）国际残疾分类

国际残疾分类发布于 1980 年，简称 ICIDH（International Classification of Impairments，Disabilities & Handicaps），以个体因伤病造成的能力的丧失情况为依据，将残疾分为残损、残疾以及残障。

残损是指由于各种原因导致的心理、生理、身体结构或是功能方面的缺失或异常；残疾是指患者的正常日常生活能力部分或全部缺失；残障是指患者在参与社会活动、交际等方面存在的障碍。国际残疾分类的具体准则，见表 2-1 所示。

表 2-1　ICIDH 分类准则及评定途径

分类	特征	功能状态	评估途径
残损	器官水平	器官或系统功能障碍或丧失	关节活动度评估、徒手肌力评估、心电运动试验、电诊断
残疾	个体水平	生活自理能力障碍或丧失	日常生活活动能力评估
残障	社会水平	社交或工作严重障碍或丧失	社交和工作能力评估

（二）中国残疾分类

我国使用的残疾分类是于 1995 年修订的《中国残疾人实用评定标准》，该标准共将残疾分为六大类，分类依据是残疾部位，分类标准的定义和评估准则，见表 2-2 所示。

表 2-2　中国残疾分类标准

分类	分级
视力残疾	（1）盲：一级盲（最佳矫正视力<0.02或视野半径<5） 　　　　二级盲（最佳矫正视力≥0.02或视野半径<10） （2）低视力：一级低视力（最佳矫正视力≥0.05～<0.1） 　　　　　　　二级低视力（最佳矫正视力≥0.1～<0.3）
听力残疾	（1）聋：一级聋（言语频率平均听力损失程度>91 dB，即听力级） 　　　　二级聋（言语频率平均听力损失程度 90～71 dB） （2）重听：一级重听（言语频率平均听力损失程度 70～56 dB） 　　　　　　二级重听（言语频率平均听力损失程度 55～41 dB）
言语残疾	一级言语残疾：只能简单发音而言语能力完全丧失者 二级言语残疾：具有一定发音能力，语音清晰度在 10%～30%，言语能力等级测试可通过一级，但未达到二级测试水平 三级言语残疾：具有发音能力，语音清晰度在 31%～50%，言语能力等级测试可通过二级，但未达到三级测试水平 四级言语残疾：具有发音能力，语音清晰度在 51%～70%，言语能力等级测试可通过三级，但未达到四级测试水平

分类	分级
智力残疾	一级智力残疾（极度）：IQ 值在 20 以下，极度适应缺陷 二级智力残疾（重度）：IQ 值在 20～34 之间，重度适应缺陷 三级智力残疾（中度）：IQ 值在 35～49 之间，中度适应缺陷 四级智力残疾（轻度）：IQ 值在 50～69 之间，轻度适应缺陷
肢体残疾	重度一级肢体残疾：完全不能或基本不能实现日常生活活动（0～4 分） 中度二级肢体残疾：能部分实现日常生活活动（4.5～6 分） 轻度三级肢体残疾：基本上能实现日常生活活动（6.5～7.5 分）
精神残疾	一级精神残疾（极重度）：《社会功能缺陷筛选表》≥3 个问题被评为 2 分 二级精神残疾（重度）：《社会功能缺陷筛选表》有 2 个问题被评为 2 分 三级精神残疾（中度）：《社会功能缺陷筛选表》有 1 个问题被评为 2 分 四级精神残疾（轻度）：《社会功能缺陷筛选表》有 ≥2 个问题被评为 1 分

注：①肢体残疾中提到的日常活动共分为八项，分别是：端坐、站立、行走、穿衣、洗漱、进餐、如厕、写字。其中，能实现的计 1 分，实现困难计 0.5 分，不能实现计 0 分。②《社会功能缺陷筛选表》是由世界卫生组织发布的，筛选表列出了 10 个问题，将精神残疾分为四个等级。

二、残疾的预防

康复医学不仅要关注残疾者的康复，还要关注残疾的预防。世界卫生组织认为，当今的医学技术如果得以科学地利用，那么世界上 50%的残疾都可以得到控制至少是延迟发生。残疾的预防应该在国家、地区、社区和家庭不同层级之间展开，并针对不同的成长时期采取不同的措施。残疾的预防可以分为以下三个级别。

（一）残疾一级预防

残疾一级预防的目的是预防致残性伤害和疾病的发生，具体操作措施包括：咨询、保健指导、预防接种、健康教育等。残疾一级预防针对的主要是先天性残疾、意外残疾、致残性传染病、精神疾病等。科学地采用这一级的预防措施，可以降低 70%的残疾发生率。

（二）残疾二级预防

残疾二级预防的目的是对由伤病导致的残疾进行控制或逆转。残疾二级预防的主要措施有定期体检、早期疾病的医疗干预、早期康复治疗等。科学合理地运用残疾二级预防措施，可以防止 10%～20%的残疾的发生。

（三）残疾三级预防

残疾三级预防的目的是防止残疾进一步转化为残障。在残疾发生时，要及时对疾病进行治疗，避免残疾进一步转化为残障。具体措施包括：积极进行康复治疗、改善康复环境、为患者提供康复咨询等。

三、残疾的康复

残疾的康复应该采用包括医疗、教育、职业和社会康复等在内的全方位、多层次的康复模式。

（一）康复目标

残疾康复的最终目标是重返社会，也就是最大程度地帮助患者恢复生活、学习、工作和社交能力，使其可以重返社会、自力更生，和健康人一样过上正常的生活。而对于那些残疾状况比较严重、全面康复比较困难的患者，也应该帮助其积极参与康复训练，提高生活自理能力，保持身体机能并延缓功能衰退。

（二）康复对策

具体的康复对策，见表 2-3 所示。

表 2-3　不同等级残疾的康复对策

分类	目的	应对措施
残损	恢复、改善存在的功能障碍	预防和治疗并发症，调整心态
残疾	利用、加强残存功能	使用假肢、轮椅等工具代偿残损功能
残障	功能替换	改善康复环境，促进患者就业

从上表可以看出，针对不同的残疾患者，根据其具体情况的差异，可以采取相应的康复对策来提高和恢复患者的身体功能、生活自理能力、心理状态等。

（三）康复标准

根据残损、残疾以及残障的最终康复水平，可以将其分为三个层次的康复，分别为低水平康复、中水平康复和高水平康复。具体的康复标准，见表 2-4 所示。

表 2-4　残疾的康复标准

分类	躯体功能	生活自理状况	重返社会状况	心理状态
低水平	细微改善	难以自理	无法出家门	自愿与社会隔绝
中水平	明显改善	基本自理	不能或勉强参与工作或学习	存在孤独、自卑、受歧视、无存在感等感觉
高水平	显著改善	能够自理或在他人或机械帮助下自理	可以上学或进行适当的工作及社会活动	受到尊重、无自卑感、积极参与社会活动

第三章 康复护理的评定内容及具体方法

康复医学的工作内容包括康复评定和康复治疗两大部分。康复治疗是康复目标得以实现的基本途径，康复评定则是康复治疗得以正确进行的必要基础。因此，在康复医学中，康复评定与康复治疗的意义是同等重要的。康复评定就是通过临床各种检测、诊断方法，把握残疾者现时的功能状况，了解临床症状、体征、疾病的属性以及发生障碍的部位、性质、程度和其所造成的影响，并以此作为基础推测残疾预后，进而考虑或制订可能康复程度的目标的过程。

第一节 康复护理评定概述

康复护理评定是康复护理学极为重要的组成部分，也是临床护理工作的重要内容。通过康复护理评定收集病人的病史和相关资料，并对功能障碍的原因、种类、性质、部位、范围、严重程度、预后等做出客观、准确的判断，从而制订康复护理目标及护理计划。同时通过康复护理评定可以对前期的护理效果进行客观评价，更好地调整护理计划，使临床恢复的效果得到提高。

一、康复护理评定的工作流程与内容

（一）康复护理评定的工作流程

患者从入院到出院一般按照以下规律进行康复医疗活动，主要流程是：患者入院—医生检查—各专业人员根据本专业的需要进行初期评定—初期评定会—康复治疗—中期评定—中期评定会—继续治疗—末期评定—末期评定会—回归家庭或社会。从这个流程可以看出，整个康复医疗活动是以康复评定为主线的，这与临床诊断的区别是很大的，康复医疗活动以初期评定开始，以末期评定结束，在康复医疗的全过程中都离不开评定，康复护理的前提就是正确的康复评定。这一过程需要不断地收集资料，并对资

料进行分析研究，以及确定康复目标、制订康复护理计划、评定治疗效果、比较不同治疗方案的优劣。

（二）康复护理评定的内容

康复护理评定的内容涉及面很广，每一项又包含许多方面的内容，涉及的评定方法或内容如下。

1. 躯体功能评定

包括关节活动度评定、肌力评定、肌张力的评定、反射与反应发育的评定、步态评定、平衡和协调运动功能评定、运动控制障碍的评定、心肺功能评定、感觉功能评定（包括疼痛评定）等。

2. 日常生活活动能力评定

包括进食、穿衣、洗澡、大小便控制、行走、使用轮椅、与他人交往以及在社会上、经济上和职业上合理安排生活方式等内容。

3. 心理与精神功能评定

包括认知功能评定、社会心理功能评定、知觉功能障碍评定。

4. 社会功能评定

包括环境评定、生活质量评定等。

除上述评定内容外，还包括失语症、构音障碍、语言发育迟缓等各种言语功能障碍的评定，吞咽功能评定，残疾评定等内容，本书主要介绍残疾评定，包括躯体运动功能评定中的关节活动度的评定、肌力评定、肌张力评定、步态评定、平衡和协调运动功能评定、心肺功能评定、感觉功能评定，日常生活活动能力评定，言语功能评定等内容。

二、康复护理评定的总体方法及注意事项

（一）康复护理评定的方法

1. 定量法

定量法是对功能障碍的程度以数量化的方式来说明的评定方法，如步态分析中步速、步幅，神经肌肉传导速度，关节活动度。该方法的优点是将功能障碍的程度量化，结果客观、准确，便于治疗前后进行比较；缺点是需要专用评定设备，有些设备价格昂贵，需要专人培训后才能操作，从

而限制了其在临床工作中的推广应用，例如，步态分析系统。

2．定性法

通过交谈、观察、问卷调查获得资料，并经过归纳、分析判断患者是否存在功能障碍以及障碍的程度。这些都是初步检查非常重要的手段，如异常步态的目测分析。定性评定的优点是检查时不需要特殊的仪器设备、不受场地限制，对患者进行大致的判断所用的时间非常的短；缺点是评定时很容易受到评定者和被评定者主观因素的影响，评定结果有模糊性和不确定性。

3．半定量法

半定量法就是将定性法中所描述的障碍的程度按等级进行量化，并将等级赋予分值的方法。临床上常采用标准化的量表评定法，如徒手肌力评定采用6级分法、肌张力评定中的 Ashworth 痉挛分级法。半定量法由于其评定标准统一，操作简便，是临床康复中最常见的评定方法。

（二）康复护理评定的注意事项

（1）选择合适的评定方法，既要全面，又要有针对性。

（2）评定前要向病人及其家属说明评定目的和方法，消除他们的顾虑，必要时给病人示范动作，以取得积极的配合。

（3）评定的动作要迅速，时间要尽量缩短，尽量不引起病人疲劳。

（4）评定尽量由一人自始至终完成，以保证评定的一致性和准确性。

（5）评定过程中如病人出现疼痛、疲劳等不适时，应变换体位、休息或改日再进行。

（6）评定时要将健侧与患侧进行对照。

（7）评定过程中要防止意外情况的发生，如病人出现明显不适时，应及时中止，并查找原因。

第二节　康复护理评定及其具体方法研究

一、残疾评定

随着我国社会经济的发展，人口老龄化不断加快，使人口伤残期延长，残疾发生风险加大。我国于 2011 年 5 月 1 日实施的《残疾人残疾分类和分级》国家标准，规定了残疾人残疾分类和分级的术语和定义、残疾分类和分级及代码等，有利于优化残疾人工作的管理，便于相关行业和部门准确、高效地掌握残疾人工作的相关信息与现状，对残疾人及时、恰当地实施保障和开展服务。

（一）残疾与残疾评定

1．残疾

残疾是指因疾病、外伤、精神因素和发育缺陷等因素造成的明显的身心功能障碍，以至于不同程度地丧失正常生活、工作和学习能力的一种状态。

2．残疾评定

残疾评定是通过对残疾人功能状况进行全面、综合的分析，了解残疾的类别、严重程度、残存功能，为制订和调整全面的康复治疗方案、评估治疗效果、判断预后，以及回归社会的计划提供依据。

（二）残疾的现状及致残原因

2022 年据世界卫生组织（WHO）估计，全世界大约有 10 亿残疾人，约占全球总人数的 13%，其中有 80%生活在发展中国家。同年，中国残联数据显示，我国的残疾人总数超过 8 500 万人，占全国人口的 6.34%，涉及 2.6 亿家庭。致残的常见原因如下。

（1）疾病致残的主要因素，如脑卒中后出现肢体偏瘫，心肺疾病导致体力活动能力下降等。根据疾病类型可分为如下几种：①传染病，如脊髓灰质炎、流行性乙型脑炎、脊椎结核等；②孕期疾病，如风疹、妊娠严重感染、宫内缺氧、早产等；③慢性病和老年病，如心脑血管疾病、慢性阻塞性肺疾病、癌症、骨关节病、老年痴呆等。

（2）营养不良，如小儿蛋白质—能量营养不良引起的身体、智力发育落后；维生素 D 缺乏性佝偻病导致的骨骼畸形；维生素 A 缺乏引起的角膜软化而致盲。

（3）遗传因素，可导致多种身体畸形、智力低下、精神疾病等，如 21 三体综合征可导致智力低下，体格发育迟缓；肝豆状核变性（Wilson 病）晚期可见患儿有行为异常和智力障碍；苯丙酮尿症也可导致智力发育落后，精神行为异常等。

（4）意外事故，如交通事故、工伤事故、自然灾害、运动损伤、产伤等，可致颅脑损伤、脊髓损伤、骨骼肌肉损伤等。

（5）理化因素，如噪声、放射线、热力、有毒有害气体引起的机体损伤致残或链霉素、庆大霉素等药物使用不当致残，酒精中毒致残。

（6）社会心理因素，如精神性疾病，是生物、心理、社会三种因素共同作用的结果。

（三）国际残疾评定

1. WHO 的《国际残疾分类》（ICIDH）标准

1980 年 WHO 制订的《国际残疾分类》（ICIDH）根据残疾的性质、程度和影响，将残疾分为残损、失能与残障三个独立的类别，现已被康复医学界普遍采用。

（1）残损（亦称病损）。疾病或外伤引起的肢体（或器官）解剖结构、生理功能及心理功能的暂时或永久地丧失或异常，对患者正常的功能活动及生活和工作的速度、效率、质量可能有一定的影响，但实际操作仍可独立完成。属于生物学水平的残疾，如智力残损、听力残损、内脏残损、骨骼残损、肢体畸形等。评估主要采用器官、系统功能的评估，治疗途径主要是通过功能训练而达到改善功能的目的。

（2）失能（亦称残疾）。由于残损较严重造成的患者不能以正常的行为、方式和范围进行日常独立生活活动及工作的状态，属于个体或整体水平的障碍。如行为残疾、生活自理残疾、运动残疾、环境适应残疾、技能活动残疾等。评估主要采用日常生活活动能力的评估，康复治疗途径除通过功能训练外，还需要强调功能代偿、替代训练及辅助器具的应用。

（3）残障（亦称残废）。由于残损或残疾使患者不能参与学习、工作及社会生活，从而限制或妨碍了他发挥应有的社会作用，限制或妨碍了他享受社会权利、履行社会职责。属于社会水平的残疾。如定向识别（时、地、人）残障、身体自主残障（生活不能自理）、行动残障、就业残障等。评估主要针对社会活动能力和工作能力，康复途径主要通过环境改造，以提高残疾者社会适应性和独立生活的能力。

2. WHO 的《国际功能、残疾和健康分类》（ICIDH-2）标准

随着康复医学的不断发展以及对残疾概念认识的不断深入，WHO 于

2001 年 5 月第 24 届世界卫生大会制订了新的分类即《国际功能、残疾和健康分类》（ICF），也可称为 ICIDH-2。该分类用于残疾方面，可以用残损、活动受限、参与受限来表示；该分类用于自然、健康的功能状态，可以用身体功能、个体功能、社会功能来表示。新的分类标准从身体功能与结构、活动和参与三个层次上分析、研究了与健康状况有关的功能状态，与旧的分类标准类似，但新的分类标准增加了环境与个人两个方面的相关影响因素，如图 3-1 所示。

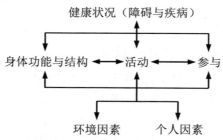

图 3-1　ICIDH-2 模式图

（1）身体功能与结构和残损。残损指身体结构与功能的异常或丧失，它代表了人体及其功能的生物学状态与标准的差异。它并不是显示个体有病或处于患病状态，而是健康状态的一种表现，如丧失一个肢体是一种残损，但不是个体的一种疾病或紊乱。

（2）活动和活动受限。活动是指个体的功能状态与完成活动的个体活动行为。活动与个体的日常生活活动有关，体现了个体水平上的功能性质和范围，主要关注个体实际能完成的活动，包含能活动（包括活动的性质、持续时间、本质）和活动受限。

（3）参与和参与受限。参与是指个体参与社会及个体生活活动的社会和个体行为特征，是个体与内、外在因素相互作用的结果，体现在社会水平上，是健康状态的不同方面。参与包含能参与和参与受限。用参与或参与受限代替残障，可以更全面地说明与残损和活动有关的社会活动。

两种分类之间相互补充、相互交叉，均是从人体系统出发。ICIDH 分类系统采用的是生物—医学模式，而 ICF 使用的是生物—心理—社会医学模式。ICF 提供了一种新的理论与应用模式，它不仅可以对疾病进行诊断，注意健康状态的结果，并且建立了一种国际性的术语系统。这将促进国际性的比较研究与制订国际性的政策。

（四）我国残疾评定

《中华人民共和国残疾人保障法》中规定，残疾人包括视力残疾、听力残疾、言语残疾、肢体残疾、智力残疾、精神残疾、多重残疾和其他残疾的人。第二次全国残疾人抽样调查所采用的评定标准就是视力残疾、听力残疾、言语残疾、肢体残疾、智力残疾、精神残疾六类，暂未包括内脏残疾。

1. 视力残疾

视力残疾是指由于各种原因导致的双眼视力低下并且不能矫正或视野缩小，以致影响其日常生活和社会参与，包括盲及低视力。视力残疾的分级标准，见表 3-1 所示。

表 3-1　视力残疾的分级标准

类别	级别	最佳矫正视力
盲	一级	无光感或低于 0.02，或视野半径小于 5°
	二级	低于 0.02，或视野半径小于 10°
低视力	三级	低于 0.05
	四级	低于 0.1

注：①盲或低视力均指双眼而言，若双眼视力不同，则以视力较好的一眼为准。若仅有单眼为盲或低视力，而另一眼的视力达到或优于 0.3，则不属于视力残疾范畴。②最佳矫正视力是指以适当镜片矫正所能达到的最好视力。③以注视点为中心，视野半径小于 10° 者，不论其视力如何均属于盲。

2. 听力残疾

听力残疾是指由于各种原因导致双耳不同程度的永久性听力障碍，听不到或听不清周围环境声音及言语声，以致影响其日常生活和社会参与。听力残疾的分级标准，见表 3-2 所示。

表 3-2　听力残疾分级标准

级别	平均听力损失，听觉系统的结构、功能，活动和参与能力
一级	听觉系统的结构和功能方面极重度损伤，较好耳平均听力损失大于或等于 91 dB HL，在无助听设备帮助下，不能依靠听觉进行言语交流，在理解和交流等活动上极度受限，在参与社会生活方面存在极严重障碍
二级	听觉系统的结构和功能重度损伤，较好耳平均听力损失在 81～90 dB HL 之间，在无助听设备帮助下，在理解和交流等活动上重度受限，在参与社会生活方面存在严重障碍
三级	听觉系统的结构和功能中重度损伤，较好耳平均听力损失在 61～80 dB HL 之间，在无助听设备帮助下，在理解和交流等活动上中度受限，在参与社会生活方面存在中度障碍

级别	平均听力损失，听觉系统的结构、功能，活动和参与能力
四级	听觉系统的结构和功能中度损伤，较好耳平均听力损失在 41～60 dB HL 之间，在无助听设备帮助下，在理解和交流等活动上轻度受限，在参与社会生活方面存在轻度障碍

注：①本标准适用于 3 岁以上儿童或成人听力丧失经治疗一年以上不愈者。②dB 即分贝。③HL（hearing level）即听力级。

3. 言语残疾

言语残疾是指由于各种原因导致的不同程度的言语障碍（经治疗一年以上不愈或病程超过两年者），不能或难以进行正常的言语交往活动（3 岁以下不定残）。

言语残疾包括以下几种。

（1）失语，是指由于大脑言语区域以及相关部位损伤所导致的获得性言语功能丧失或受损。

（2）运动性构音障碍，是指由于神经—肌肉病变导致构音器官的运动障碍，主要表现为不会说话、说话费力、发声和发音不清等。

（3）器官结构异常所致的构音障碍，是指构音器官形态结构异常所致的构音障碍。其代表为腭裂及舌或颌面部术后，主要表现为不能说话、鼻音过重、发音不清等。

（4）发声障碍（嗓音障碍），是指由于呼吸及喉存在器质性病变导致的失声、发声困难、声音嘶哑等。

（5）儿童言语发育迟滞，是指儿童在生长发育过程中其言语发育落后于实际年龄的状态，主要表现为不会说话、说话晚、发音不清等。

（6）听力障碍所致的语言障碍，主要表现为不会说话或者发音不清。

（7）口吃，是指言语的流畅性障碍。常表现为在说话的过程中拖长音、重复、语塞并伴有面部及其他行为变化等。言语残疾的分级标准，见表 3-3 所示。

表 3-3　言语残疾的分级标准

级别	语音清晰度、言语表达能力及参与能力
一级	无任何言语功能或语音清晰度不大于 10%，言语表达能力等级测试未达到一级测试水平，不能进行任何言语交流
二级	具有一定的发声及言语能力，语音清晰度在 11%～25% 之间，言语表达能力等级测试未达到二级测试水平
三级	可以进行部分言语交流，语音清晰度在 26%～45% 之间，言语表达能力等级测试未达到三级测试水平

级别	语音清晰度、言语表达能力及参与能力
四级	能进行简单会话，但用较长句或长篇表达困难，语音清晰度在46%～65%之间，言语表达能力等级测试未达到四级测试水平

4. 肢体残疾

人体运动系统的结构、功能损伤造成的四肢残缺或四肢躯干麻痹（瘫痪）、畸形等导致人体运动功能不同程度丧失以及活动受限或参与的限制。肢体残疾主要包括：①上肢或下肢因伤、病或发育异常所致的缺失、畸形或功能障碍；②脊柱因伤、病或发育异常所致的畸形或功能障碍；③中枢、周围神经因伤、病或发育异常造成躯干或四肢的功能障碍。以残疾者在无辅助器具帮助下，对日常生活活动的能力进行评价计分。日常生活活动分为八项，即端坐、站立、行走、穿衣、洗漱、进餐、如厕、写字。能实现一项算1分，实现困难算0.5分，不能实现的算0分，据此划分三个等级，见表3-4所示。

表3-4　肢体残疾的分级标准

级别	程度	计分
一级肢体残疾	完全不能完成日常生活活动	0～2
二级肢体残疾	基本不能完成日常生活活动	3～4
三级肢体残疾	能够部分完成日常生活活动	5～6
四级肢体残疾	基本上能够完成日常生活活动	7～8

注：下列情况不属于肢体残疾范围：①保留拇指和食指（或中指），而失去另三指者。②保留足跟而失去足前半部者。③双下肢不等长，相差小于5 cm。④小于70°驼背或小于45°的脊柱侧凸。

5. 智力残疾

智力残疾的定义：智力明显低于一般人的水平，并显示出适应行为的障碍。智力残疾包括：在智力发育期间（18岁之前），由于各种有害因素导致的精神发育不全或智力迟缓；智力发育成熟之后，由于各种有害因素导致的智力损害或老年期的智力明显衰退。智力残疾的分级，见表3-5所示。

表3-5　智力残疾分级

分级	IQ（智商）范围	适应行为水平
一级	<20	极度缺陷
二级	20～34	重度缺陷
三级	35～49	中度缺陷
四级	50～69	轻度缺陷

注：智商（IQ）是通过某种智力量表测得的某人在其年龄段的智力发展水平，不同

的智力测验，有不同的 IQ 值，诊断的主要依据是社会适应行为。

6. 精神残疾

患者患精神病的病情持续一年以上未愈，从而影响其社交能力和在家庭、社会应尽职能上出现不同程度的紊乱和障碍。精神残疾可由以下精神疾病引起：精神分裂症、情感性精神障碍、反应性精神障碍、脑器质性与躯体疾病所致的精神障碍、精神活性物质所致的精神障碍、儿童少年期精神障碍等。精神残疾的分级见表 3-6 所示。

表 3-6　精神残疾分级

社会功能评定项目	正常或有轻度异常	确有功能缺陷	严重功能缺陷
个人生活自理能力	0 分	1 分	2 分
家庭生活职能表现	0 分	1 分	2 分
对家人的关心和责任心	0 分	1 分	2 分
职业劳动能力	0 分	1 分	2 分
社会活动能力	0 分	1 分	2 分

注：无精神残疾者，五项总分为 0 分或 1 分。另外，综合性残疾是指患者合并有上述两种或两种以上的残疾状态。

二、关节活动度评定

（一）关节活动度评定概述

1. 关节活动度定义

关节活动度又称关节活动范围，是指关节运动时所通过的最大弧度或转动的最大角度，通常用度数表示。关节活动度有主动与被动之分，主动的关节活动度是指作用于关节的肌肉随意收缩使关节运动时所通过的运动弧；被动的关节活动度是指由外力使关节运动时所通过的运动弧。通常被动的关节活动度略大于主动的关节活动度。

2. 影响关节活动度的因素

关节活动度的大小受到很多因素的影响，主要有以下几个方面。

（1）关节面弧度差。构成关节的两个关节面的弧度差越大，关节的活动度就越大。例如在结构和功能上很相似的肩关节与髋关节，因构成肩关节的两关节面的弧度差比髋关节的弧度差大，所以肩关节的活动度比髋关节要大。

（2）关节周围软组织状态。关节的关节囊薄而松弛，关节活动度就大；

关节囊厚而紧张，关节活动度就小。如膝关节前后壁关节囊较薄而松弛，使膝关节屈伸的活动度大。关节周围韧带少而弱，则关节活动度大，反之则关节活动度小。如肩关节周围的韧带比髋关节少而弱，所以肩关节的活动度比髋关节大。如果关节周围脂肪组织多，也会影响关节的活动度。

（3）关节周围肌肉的生理状态。关节周围肌肉的弹性和伸展性影响关节的活动度。肌肉的弹性和伸展性越好，肌力越大，主动关节活动度就越大，反之关节活动度就越小。但肌肉萎缩、无力或机体在昏迷、麻醉、疲劳状态下，主动关节活动度变小，被动关节活动度变大。

（4）性别、年龄及训练水平。通常女性比男性的关节活动度要大；儿童比成年人及老年人的关节活动度大；经过训练的运动员或舞蹈演员比普通人的关节活动度大。

3．引起关节活动度异常的常见原因

（1）关节本身的原因。关节骨性解剖结构异常（如关节内骨折或软骨损伤）、关节内积血或积液、关节内游离体、关节腔粘连、先天性关节畸形引起的关节疼痛等可导致关节活动度下降。

（2）关节外的原因。关节周围软组织损伤、挛缩、粘连或疼痛、肌肉痉挛、肌肉萎缩、瘫痪、关节周围水肿等也可导致关节活动度下降。

4．关节活动度评定的目的

（1）判定患者关节活动有无障碍及障碍的程度。

（2）发现关节活动障碍的原因。

（3）为制订康复治疗目标、计划和方案及选择适当的康复护理技术提供依据。

（4）有助于科学评价康复治疗和护理的效果，并通过疗效观察为患者提供训练动力。

（5）为科学研究提供客观资料。

（二）康复护理的测量工具与测量步骤

关节活动度评定的工具常用的有通用量角器、方盘量角器、电子测角计和带刻度的尺子等。

1．通用量角器

通用量角器由金属或塑料制成，规格不等，基本结构为一个带有半圆形或圆形角度计的固定臂及一个移动臂，两臂的交点用铆钉固定，称为轴心。固定臂与移动臂以轴心为轴，可自由转动，按照各关节测量时的具体要求，即可测出关节活动的范围。通用量角器使用简单、携带方便，在临床上应用最为广泛。

2．方盘量角器

方盘量角器为边长 12 cm 的正方形，上有圆形带刻度和指针的木盘，加一把手。在木盘刻度面处于垂直位时，方盘中心的指针由于重心在下面自动指向正上方。使用时使待测关节的一端肢体处于水平位或垂直位，另一端肢体在垂直于地面的平面上做待测方向的运动至最大幅度，以方盘量角器的一条边紧贴运动端肢体，同时使"0"点对着规定方向，即可在刻度盘上读出关节所处的角度。该方法结果较精确，它不必确定骨性标志，操作方便迅速，重复性好，但是，它对小关节测量（如手部关节的测量）会有一定困难。

3．电子测角计

电子测角计由导线、显示器和传感器组成。传感器固定于被测的关节，其原理是根据运动角度的变化，其传感器的电阻发生变化而在显示器上显示运动角度，测量迅速、准确，操作简单。

4．带刻度的尺子

带刻度的尺子可用于测距离，适用于没有运动轴心或不能用测量角度的办法测量关节。如拇指对掌的运动是拇指从基本位做外展、回旋、屈曲三种运动的复合运动，是拇指尖端靠近小指尖的运动，可用带刻度的尺子测出拇指指尖到小指掌指关节的距离表示。

（三）关节活动度评定的方法

关节活动度常用量角器测量，全身所有关节按解剖学姿势放置为 0°，前臂的运动手掌面在矢状面上状态为 0°。将量角器的中心点准确对到关节活动轴中心，固定臂与构成关节的近端骨长轴平行，移动臂与构成关节的远端骨长轴平行，测定关节的远端向着或离开近端运动，远端骨所达到的位置与开始位置之间的夹角。关节活动度测量的就是远端骨和近端骨的夹角，主要关节活动度正常值，见表3-7所示。

表 3-7　主要关节活动正常值

部位	关节	运动	正常值
颈胸腰椎	寰枕关节 寰枢关节 钩椎关节 上、下关节突关节	前屈、后伸	0°～45°
		左屈、右屈	0°～45°
		左旋、右旋	0°～60°
		前屈、后伸	前屈0°～80°，后伸0°～30°
		左屈、右屈	0°～40°
		左旋、右旋	0°～45°
上肢	肩关节	前屈、后伸	前屈0°～180°，后伸0°～50°
		外展	0°～180°
		内旋、外旋	0°～90°
	肘关节	屈、伸	0°～150°
	前臂	旋前、旋后	0°～90°
	腕	掌屈、背伸	掌屈0°～80°，背伸0°～70°
下肢	髋关节	前屈、后伸	前屈0°～125°，后伸0°～15°
		内收、外展	内收0°～35°，外展0°～45°
		内旋、外旋	0°～45°
	膝关节	屈伸	0°～135°
	踝关节	背屈、跖屈	背屈0°～20°，跖屈0°～45°

（四）关节活动度评定的步骤

在测量各个关节的活动度之前，治疗师应清楚各个关节活动度的正常活动范围。具体评定步骤如下。

（1）首先做好解释工作，向患者说明关节活动度评定的目的、方法和要求，以利于患者配合。

（2）暴露待测关节，女性患者应准备单独房间和更衣室，如为异性检查，必须有第三者在场。

（3）确定测试体位及测量关节的骨性标志，并使关节处于起始位（以解剖学立位时的肢体位置作为零起始位；前臂的运动以手掌面为矢状位时为0°）。

（4）被动活动测量关节，以了解可能的活动范围和有无抵抗力。

（5）治疗师示范待测关节如何活动，并在被测关节外侧放置量角器，其轴心对准关节轴，通常固定臂与构成关节的近端骨长轴平行，移动臂与构成关节的远端骨长轴平行，记录起始位置的度数。

（6）治疗师固定患者被测关节的近端，要求该关节远端肢体进行规范动作运动（屈、伸、旋转等），并使量角器移动臂随着关节远端肢体的移动而移动到最大幅度后，记录终末位置的度数。

（7）进行被动的关节活动度测量时，由治疗师施加适当的外力使待测关节被动运动，并记录其运动范围。

（五）关节活动度评定的原则与注意事项

（1）让患者采取正确的体位，并协助患者保持体位的固定，防止因代偿动作对测量结果产生影响。

（2）测试前，可使患肢稍做准备活动，但应避免在按摩、运动及其他康复治疗后立即进行检查。

（3）同一患者每次测量应由同一治疗师进行，并采用相同方法、相同体位。

（4）测试时应严格地按规范进行测试操作，以减少误差，如量角器要正确摆放，其轴心要对准规定的标志点，并避免移动。

（5）关节活动范围有个体差异，各关节 ROM 的正常值仅供参考，评定时宜做健侧、患侧对比。

（6）通常应将关节的主动活动度及被动活动度同时测出，因主动活动度受关节外因素影响较多，衡量关节本身的活动功能，应以被动关节活动度为准。被动运动关节时要注意手法柔和、速度均匀，对伴有疼痛和痉挛的患者不能做快速运动。当主动活动度和被动活动度不一致时，往往提示肌肉肌腱存在瘫痪等问题，应分别记录主动活动和被动活动范围。

（7）测量的同时注意观察和记录关节和肌肉存在的问题及有无外伤等情况。有疼痛者要注意记录疼痛的部位和范围。

（8）以下情况应禁止或慎用测量：关节脱位或关节损伤未愈、关节邻近骨折未允许受力、关节周围的软组织术后早期等情况。在测试时必须注意以上几点才能使测试结果更加准确、可靠。

三、肌力评定

（一）概述

肌力测定是临床上运动系统康复评定的基本内容之一，是用来判断肌肉、骨骼系统及经系统等病损对肌肉功能影响的一种重要检查方法。

1. 定义

肌力（Muscle Power），是指肌肉最大随意收缩时产生的力量。不受意识支配的、不是随意性的肌肉收缩，不能称为肌力，如肌肉痉挛时产生的肌肉强直性收缩，电刺激产生的肌肉收缩等。

肌力测定，是指测定受试者在主动运动时肌肉或肌群产生的力量，以评定肌肉的功能状态。

2．测定目的

检查肌肉本身的发育和营养状况，注意肌肉有无萎缩、痉挛或挛缩；判断有无肌力低下及肌力低下的程度与范围；为制订治疗计划提供依据；检验治疗和训练的效果。

（二）肌力评定的方法

1．徒手肌力评定

徒手肌力评定（Manual Muscle Testing，MMT）是在特定体位下要求病人按照一定的标准完成动作，评定者通过触摸肌腹、观察肌肉克服自身重力或对抗阻力完成动作的能力，从而对病人的肌力进行评定。

Robert Lovett 创立了徒手肌力评定方法，该方法将肌力分为 0～5 级，用于评定肌肉力量是否正常及其低下程度，具体分级标准见表 3-8 所示。

表 3-8　Lovett 肌力分级标准

级别	名称	标准	相当于正常肌力的%
0	零（zero，Z）	无肌肉收缩	0
1	微弱（trace，T）	有轻微收缩，但不引起关节活动	10
2	差（poor，P）	在减重状态下做关节全范围活动	25
3	尚可（fair，F）	能抗重力作关节全范围运动，但不能抗阻力	50
4	良好（good，G）	能抗重力以及一定阻力做关节全范围运动	75
5	正常（normal，N）	能抗重力以及充分阻力做关节全范围运动	100

由于 Lovett 肌力分级标准在临床有时不能准确表达肌力的情况，因此 1983 年美国医学研究委员会（Medical Research Council，MRC）在 Lovett 分级标准的基础上根据运动幅度和施加阻力的程度等进一步分级，制订了 MRC 肌力分级标准，见表 3-9 所示。

表 3-9　MRC 肌力分级标准

级别	标准
5	能抗最大阻力，完成全关节活动范围的运动
5-	能对抗与 5 级相同的阻力，但活动范围在 50%～100%
4+	在活动的初、中期能对抗的阻力与 4 级相同，但在末期能对抗 5 级阻力

级别	标准
4	能对抗阻力，且能完成全范围活动，但阻力达不到5级水平
4-	对抗的阻力与4级相同，但活动范围在50%～100%
3+	情况与3级相仿，但在运动末期能对抗一定的阻力
3	能对抗重力，且能完成全范围活动，但不能对抗任何阻力
3-	能对抗重力，但活动范围在50%～100%
2+	能对抗重力，但活动范围在50%以下
2	消除重力的影响，能完成全关节活动范围的运动
2-	消除重力的影响，关节能活动，但活动范围在50%～100%
1	触诊发现有肌肉收缩，但不引起任何关节活动
0	无任何肌肉收缩

徒手肌力评定方法方便简单，不需特殊的检查器具，不受检查场所的限制；评定时以自身各肢体的重量作为肌力评价基准，能够表示出个人体格相对应的力量，比用测力计等方法测得的肌力绝对值更具有实用价值。但是，徒手肌力评定方法也有其局限性，该方法只能表明肌力的大小，不能表明肌肉收缩耐力和协调性，而且定量分级标准较粗略，难以排除测试者主观评价的误差，一般不适用于由上运动神经元损伤引起痉挛的病人。

2．器械肌力测试

在肌力超过3级时，为了进一步做较准确的定量评定，可用专门的器械进行肌力测试。根据肌肉收缩的方式不同，可分别进行等长肌力检查、等张肌力检查和等速肌力检查。

（1）等长肌力检查。即在标准姿势和体位下，使用特制测力器测定肌肉等长收缩时产生的最大张力。常用的器械及检查方法如下。

1）握力测试。用握力器测试，以握力指数评定。测试时将把手调至适当宽度，测试姿势为上肢在体侧下垂，使用握力器用力握2～3次，取其最大值。握力指数＝握力（kg）/体重（kg）×100。握力指数正常值一般为体重的50%。

2）捏力测试。用捏力器测试，拇指与其他手指相对捏，该测试反映拇指对掌肌肌力及屈指肌力，正常值约为握力的30%。

3）背肌力测定。用拉力器测试，以拉力指数评定。测试时两膝伸直，将把手调至膝关节高度，两手抓住把手，然后伸腰用力上拉。进行背肌力测试时，腰椎应力大幅度增加，易引起腰痛发作，故不适用于有腰部病变的患者及老年人。

拉力指数＝拉力（kg）/体重（kg）×100

拉力指数正常值：男性为 150～200，女性为 100～150。

4）四肢各组肌力测定。在拟测定肌肉的标准姿势下，借助于牵引绳和滑轮装置牵拉固定的测力器，通过与方向相反的重量来评定四肢各组肌群的肌力。

（2）等张肌力检查。测定肌肉进行等张收缩使关节做全幅度运动时所能克服的最大阻力。测定时，对每次所用负荷的增加量应有所估计，避免多次反复测试引起肌肉疲劳而影响测试结果。运动负荷可用沙袋、哑铃等，此法临床应用较少。

（3）等速肌力测定。等速运动是指关节运动时运动是恒定的，其角速度不变而阻力可变。肌肉等速收缩所产生的肌力，就是等速肌力。等速肌力检查是借助于特定的等速测试仪，对肌肉运动功能进行动态评定，并通过计算机分析，记录其各种反映肌肉功能的力学参数。等速测试仪所测定的是关节活动范围内每一瞬间肌肉的最大抗阻能力。等速运动可预先在等速仪上设定，临床上用于肌力测试一般分为慢速（≤60°/秒）、中速（60°/秒～120°/秒）和快速（≥120°/秒）。速度过慢，关节局部受压较大，易引起疼痛及损伤；速度过快，则测试结果的可重复性下降。但测试仪器价格较高，目前未广泛应用于临床。

（三）注意事项

（1）选择适当的测试时机，疲劳时、运动后或饱餐后不宜进行。

（2）评定前向病人做好说明，争取病人的理解和配合，必要时给予示范。

（3）评定时要求指导病人采取标准的姿势和体位，并给予必要的固定，以防止某些肌肉对受试的无力肌肉产生替代动作。

（4）评定时应左右比较，如单侧肢体病变，应先检查健侧，后检查患侧，尤其在 4 级和 5 级肌力难以鉴别时，更应与健侧进行对比。

（5）评定时阻力应施加于肌肉附着的远端部位，方向应与肌肉牵拉力方向相反，阻力施加的大小应持续而平稳，肌力达 4 级以上时，须连续施加阻力并保持与运动方向相反。

（6）评定过程中需密切观察病人有无不适反应，一旦发生不适反应，应立即中止检查。

（7）高血压、心脏病等症状明显者应慎用等长肌力评定，疼痛、骨折、关节活动严重受限、创伤未愈合等影响检查结果者不宜使用肌力评定。

（8）中枢神经系统病损所致痉挛性瘫痪病人不宜做徒手肌力检查。

四、肌张力的评定

（一）概述

正常的肌张力是人体维持各种姿势以及运动的基础。肌肉组织本身由于其弹性特征，具有一定的韧性，肌肉与神经节段存在反射联系，因此，神经肌肉反射弧上的病变都可能导致肌张力的变化。

1. 肌张力的定义

肌张力（Muscle Tone）是指肌肉在静息状态下所保持的紧张度。根据身体所处的不同状态，表现为多种形式，包括静止性肌张力、姿势性肌张力和运动性肌张力。静止性肌张力是指人在安静休息状态时，身体各部位肌肉所具有的张力；姿势性肌张力是指人体维持某种姿势和身体平衡时肌肉保持的张力；运动性肌张力是指人体在运动过程中肌肉所保持的张力，是保证肌肉运动连续、平滑（无颤抖、抽搐及痉挛）的重要因素。

2. 评定的目的

肌张力的评定是临床上康复处理的前提，常以触摸肌肉的硬度及伸屈肢体时感知的阻力作为效果判断依据。

3. 肌张力的分类及特征

（1）正常肌张力。被动活动肢体时，没有阻力突然增高或降低的感觉。特征如下：①具有完全抵抗肢体重力和外来阻力的运动能力；②将肢体被动地放置在空间某一位置上，有保持肢位不变的能力；③能够维持主动肌和拮抗肌间的平衡；④具有随意使肢体由固定到运动和在运动过程中变为固定姿势的能力；⑤需要时可以完成某肌群的协同动作，或某块肌肉的独立运动的能力；⑥被动运动时有一定的弹性和轻度抵抗；⑦近端关节可以进行有效的同时收缩。

（2）肌张力低。肌肉张力低于正常休息状态下的张力。屈伸肢体时阻力降低，关节运动范围扩大。特征如下：①肌张力低下，主动肌和拮抗肌同时收缩减弱或消失；②抗肢体重力能力减弱或消失；③肌力降低或消失。

（3）肌张力高（肌痉挛）。肌肉张力高于正常休息状态下的张力，屈伸肢体时阻力增加。

可以分为两种：①痉挛（Spasm）：在被动屈伸其肢体时，起始阻力大，终末突然阻力减弱，又称折刀现象，为锥体束损害现象。②强直（Rigidity）：屈伸肢体时始终阻力增加，又称铅管样强直，为锥体外损害现象。有以下特征：一是被动运动时诱发伸张反射；二是对被动运动产生抵抗；三是主动肌和拮抗肌的肌张力平衡失调；四是可动范围缩小，主动运动减弱或消失。

（二）肌张力评定的方法

1. 正常肌张力评价方法

肌肉外观应具有特定的形态，肌肉应具有一定的弹性；跨同一关节的主动肌与拮抗肌进行有效的收缩可使关节固定，将肢体被动地放在空间的某一位置上，突然松手时，肢体保持肢位不变，可以维持主动肌与拮抗肌的平衡；具有随意使肢体由固定姿势向运动状态转变的能力，在需要的情况下，能够完成某肌群的协同动作，具有某块肌肉独立运动的能力。

2. 痉挛的评定方法

痉挛的准确量化评定比较困难，临床上多根据量表进行评定，最常用的评定量表是改良 Ashworth 痉挛评定量表，见表 3-10 所示。

表 3-10　改良 Ashworth 痉挛评定量表

分级	标准
0 级	无肌张力增加，被动活动患侧肢体在整个运动范围（ROM）内均无阻力
1 级	肌张力稍增加，被动活动患侧肢体到终末端时有轻微的阻力
1⁺级	肌张力稍增加，被动活动患侧肢体时在 1/2 的 ROM 时有轻微的"卡住"感觉，后 1/2 的 ROM 中有轻微的阻力
2	肌张力轻度增加，被动活动患侧肢体在大部分 ROM 内均有阻力，但仍可以活动
3	肌张力中度增加，被动活动患侧肢体在整个 ROM 内均有阻力，活动比较困难
4	肌张力高度增加，患侧肢体僵硬，阻力很大，被动活动十分困难

（三）注意事项

由于影响肌张力的因素较多，且肌张力呈动态变化，因此临床上同一患者的同一肌肉或肌群的肌张力在不同情况下会发生变化，在肌张力的评定过程中需注意以下事项。

（1）被动牵伸的速度不同，痉挛肌肉发生反应的角度也会不同，所以在比较痉挛评定结果时，需确保被动运动的速度相同。

（2）痉挛量化评定的可信度还受患者努力的程度、情感、环境温度、评定时并存的问题（如尿道结石、感染、膀胱充盈、便秘、压疮、静脉血栓、疼痛、局部肢体受压等可使肌张力增高）、患者的整体健康水平（如发热、代谢和电解质紊乱对肌张力的影响）、药物、患者的体位等因素的影响。因此，进行痉挛量化评定时，必须使评定的程序严格标准化。

（3）再次评定时，应注意尽量选择相同的时间段和评定条件。

五、平衡功能评定

当人体进行随意的运动和完成日常的生活活动时，需要有良好的姿势和体位控制能力，为了使活动能够平稳进行，则必须具备良好的平衡与协调能力。两种能力相互协同，共同发挥作用，因此，平衡与协调功能的评定及训练是康复中不可缺少的重要部分。

（一）概述

1. 定义

平衡（Balance）是指身体所处的一种姿势状态或稳定状态，并在运动或受到外力作用时，能自动调整并维持姿势的能力。姿势（Posture）是指躯体的一种非强制性、无意识状态下的自然状态。从人体力学方面来说，是指身体各个器官，尤其是骨骼、肌肉以及神经系统互相关联所构成的一种姿态。

2. 评定的目的

（1）判断是否存在平衡障碍，寻找发生原因。

（2）确定平衡障碍的程度，预测有无跌倒的危险性，是否需要治疗。

（3）治疗效果的评价。

3. 平衡的分类

人体平衡可以分为以下三种状态。

（1）静态平衡，也称一级平衡，是指人体在无外力作用下，能自主维持某种静止姿势的能力。例如稳定的静态坐或站等姿势。

（2）自动动态平衡，也称二级平衡，指人体在无外力作用下，能进行各种自主姿势间转换的能力。例如由坐到站等各种姿势间转换运动时，能重新获得稳定状态的能力。

（3）他动动态平衡，也称三级平衡，是指人体在外力作用下，身体重心发生变化时，能自主迅速调整重心，恢复到稳定状态的能力。例如推、拉躯干等产生的反应，在行驶的汽车或火车中行走是平衡的调整等。

（二）平衡功能评定的方法

平衡功能的评定包括主观评定和客观评定两个方面。主观评定以观察和量表为主，客观评定主要采用平衡测试仪评定。

1. 观察评定

观察被评定对象在静止及运动状态下保持平衡的能力。静态平衡的评定可以在站立位或坐位进行。如睁眼保持坐位，闭眼保持坐位；睁眼保持立位，闭眼保持立位；双足并行站立，足跟碰足尖站立；单脚交替支撑站立。也可嘱病人单腿站立，另腿悬于一侧，双手叉腰，让病人保持 10 秒，然后另侧下肢再重复相同动作；或要求病人单腿站立，将另腿放置于站立腿的内侧膝关节部位，双手交叉放在腰部，指示病人闭眼，然后将负重腿的足跟抬起离开地面，并尽可能长时间保持此体位不动，准确记录病人保持的时间。静态平衡主要通过维持稳定的时间以及身体重心自发摆动或偏移的程度对结果进行分析。

动态平衡评定可通过观察坐、站立时移动身体，以及在不同条件下行走来评定。如足跟碰足趾走直线、足跟行走、足尖行走、走直线、走标记物、侧方走、倒退走、走圆圈等；病人保持坐位、立位时，评定时推动其头颈、上肢、躯干，观察在移动的情况下保持平衡的能力；或者要求病人向侧方固定地点跳跃，然后弯腰移动地上物体，让病人保持此体位最少 5 秒，测试病人的跳跃能力和落地的准确性及躯干的平衡能力。

2. 量表评定

由于不需要专门昂贵的设备、评分简单、应用方便，故临床普遍使用，但评估结果是主观的，并且具有天花板效应，对轻度平衡障碍的评估不够敏感。信度和效度较好的量表主要有 Berg 平衡量表（Berg Balance Scale，BBS）、Tinnetti 活动能力量表（Tinnetti's Performance-Oriented Assessment of Mobility），以及"起立—走"计时测试（Timed Up and Go Test，TUGT）。Berg 平衡量表和 Tinnetti 量表既可以评定被测试对象在静态和动态的平衡功能，也可以用来预测正常情况下摔倒的可能性。Berg量表满分56分，低于40分表明有摔倒的危险性。Tinnetti量表满分44分，低于24分提示有摔倒的危险性。"站起一走"计时测试主要评定被测试者从座椅站起，向前走3m，折返回来的时间以及在行走中的动态平衡。

3. 仪器测试

近年来平衡功能的仪器测试得到了很大发展，主要分为静态平衡功能测试和动态平衡功能测试。

（1）静态平衡功能测试可在站位或坐位进行。采用带有压力板的平衡功能测试仪，在外界光的刺激下，测定人体重心平衡状态，通过压力传感器、计算机和姿势图连续测定和记录身体重心摆动轨迹，并进行定量分析。

（2）动态平衡功能测试被测试者以躯体运动反应跟踪计算机荧光屏上的视觉目标，保持重心平衡，了解机体感觉和运动器官对外界环境变化的反应以及大脑感知觉的综合能力。

（三）注意事项

（1）测试时保持室内安静。

（2）测试者耐心向受试者解释测试过程，以获取良好的配合。

（3）严重的心血管疾病不宜进行站立平衡评测。

六、心肺功能的评估

心肺功能是人体吐故纳新、新陈代谢的基础，也是人体运动耐力的基础。心血管和呼吸系统虽然分属于两个生理系统，但功能上却密切相关，功能障碍的临床表现互为影响，康复治疗上互相关联，故在功能评估时常称其为心电运动试验。

（一）心电运动试验

心电运动试验是指以心电图为主要检测手段，通过逐步增加运动负荷，并观察试验前、中、后心电记录和症状，以及体征的反应来判断心肺功能状况的一种试验方式。

1. 应用范畴

（1）辅助临床诊断。①辅助诊断冠心病：试验中发生心肌缺血的运动负荷越低、ST 段下移程度越大，患冠心病的危险性就越高、诊断冠心病的可靠程度越大。②诊断心律失常：运动中出现诱发或加剧的心律失常，多提示器质性心脏病的存在，康复治疗时应注意暂时停止运动或调整运动量，而心律失常在运动中减轻甚至消失多属于"良性"，平时不一定要限制或停止运动。③鉴别呼吸困难或胸闷性质：器质性疾病常在运动试验中诱发呼吸困难，并与相应的心血管异常一致。

（2）评估功能状态。①判定冠状动脉病变严重程度及预后：运动中发生心肌缺血的运动负荷越低、心肌耗氧水平越低、ST 段下移的程度越大，冠状动脉病变就越严重，预后也越差，运动试验阳性的无症状患者发生冠心病的危险性增大。②判定心功能、体力活动能力和残疾程度：运动能力过低可作为残疾评判依据。③评估康复治疗效果：运动试验时的心率、血压、运动时间、运动量、吸氧量、心肌耗氧量、心肌缺血时的心电图表现和症状均可以作为康复治疗效果定量评判的依据。

（3）指导康复治疗。①确定患者运动的安全性：运动试验中诱发的各种异常均提示患者运动危险性增大，例如低水平运动（低运动负荷或低心肌耗氧量）时出现心肌缺血、运动诱发严重心律失常、运动诱发循环不良症状或心力衰竭症状、运动能力过低等。②为制订运动处方提供定量依据：运动试验可以确定患者心肌缺血阈值或最大运动能力、运动安全系数或靶运动强度，有助于提高运动训练效果和安全性。③使患者感受实际活动能力：去除患者顾虑，增强其参加日常活动的信心。

2. 适应证和禁忌证

（1）适应证。凡是有上述应用需求，同时病情稳定，无明显步态和骨关节异常，主观上愿意接受检查，并能主动配合者，均为适应证。如果有下肢关节或肌肉异常，可以采用上肢运动来进行试验。

（2）禁忌证。一般把禁忌证分为绝对禁忌证和相对禁忌证：①绝对禁忌证：未控制的心力衰竭或急性心力衰竭，严重的左心功能障碍、血流动力学不稳的严重心律失常、不稳定型心绞痛，确诊或怀疑主动脉瘤，严重主动脉瓣狭窄，血栓性脉管炎或心脏血栓，精神疾病发作期间或严重神经症等。②相对禁忌证：严重高血压[≥26.6/16 kPa（200/120 mmHg）]，肺动脉高压，明显心动过速或过缓，中至重度主动脉瓣狭窄或严重阻塞型心肌病，心脏明显扩大，高度房室传导阻滞及高度窦房传到阻滞，严重冠状动脉左主干狭窄或类似病变，严重肝肾疾病，严重贫血及未能控制的糖尿病、甲亢、骨关节病等。

3．检查方法

（1）运动方式。①活动平板，活动平板是指装有电动传送带的运动装置，患者在其上进行步行或跑步，速度和坡度可调节。优点为接近日常活动生理，可以逐步增加负荷量。各种坡度、速度时的心血管反应可以直接用于指导患者的步行锻炼。②踏车运动，采用固定式功率自行车，可以采用电磁刹车或机械刹车的方式以调整运动负荷。运动中心电图记录较好，血压测量比较容易，受检者心理负担较轻，还可以选择卧位进行。但一些老年人或不会骑车者比较难以适应。③手摇车运动，试验原理与踏车运动相似，只是将下肢踏车改为上肢摇车。④等长收缩运动，常用的方法有握力运动和自由重量运动。诊断敏感性和特异性不够理想，但可用于运动生理或功能评估研究。

（2）试验分类。根据试验终点可以分为以下三类：①极量运动试验，指运动到筋疲力尽或主观最大运动强度的试验。一般用于正常人和运动员最大运动能力的研究。②症状限制运动试验，是主观和客观指标结合的最大运动试验，以运动诱发呼吸或循环不良的症状和体征、心电图异常及心血管运动反应异常作为运动终点，用于诊断冠心病、评估心功能和体力活动能力、制订运动处方等。③低水平运动试验，以预定的较低水平运动负荷、心率、血压和症状为终止指标的试验方法，适用于急性心肌梗死后或病情较重者出院前评估，通常以患者可耐受的速度连续步行 200 m 作为试验方法。

（3）常用试验方案。①活动平板运动方案。Bruce 方案应用最广泛，通过同时增加速度和坡度来增加运动强度。Naughton 方案运动起始负荷低，每级负荷增量均为静息时代谢量的 1 倍。Balke 方案依靠增加坡度来增加运动负荷，速度固定。Steep 方案通过增加速度或坡度来实现，不同时增加速度和坡度。②功率自行车运动方案。踏车试验运动负荷，男性自 300 kg·m/min 起始，每 3 分钟增加 300 kg·m/min；女性自 200 kg·m/min 起始，每 3 分钟增加 200 kg·m/分钟。③手摇车试验。用于下肢功能障碍者。运动起始负荷为 150～200 kg·m/min，每级负荷增量 100～150 kg·m/min，时间 3～6 分钟。④等长收缩试验。一般采用握力试验。常用最大收缩力的 30%～50%作为运动强度，持续收缩 2～3 分钟。还可采用定滑轮车重量法，即通过一个滑轮将重力（重锤）引向受试者的手或腿，受试者进行抗阻屈肘或伸膝，并始终保持关节角度不变。受试的重力可以从 2.5 kg 开始，每级持续 2～3 分钟，负荷增加 2.5 kg，直至受试者不能继续保持关节角度为止。⑤简易运动试验。定时运动法用于体能无法进行活动平板或踏车的患者，患者尽力行走 6 分钟，计算所走的距离。行走的距离越长，说明体力活动能力越好。12 分钟走和 12 分钟跑具有类似的目的。心力衰竭患者还可采用 2 分钟步行。这类试验的目的只是为了判断体力活动能力的变化，对诊断没有帮助。定距离运动法即确定固定的步行距离，计算完成该距离步行的时间。200 m 步行一般是心肌梗死患者出院前的标准试验，以判断患者回家后日常生活的安全性。脑卒中患者可以采用 10 m 或 20 m 步行试验，以判断患者的步态和步行能力。

4. 注意事项

（1）试验开始前。①测定患者安静时的心率，并按公式[HRmax＝（220－年龄）±10～12 次/分钟]计算出预测最大心率；②测量血压；③在试验体位下做心电图，一般采用检测导联。

（2）试验中。按运动试验方案逐级增加运动负荷，观察和记录心率、血压、心电图和患者的主观感觉。

（3）试验终止后。达到运动终点或出现终止试验指征时应立即终止试验，并在卧位或坐位描记即刻、2 分钟、4 分钟、6 分钟的心电图，同时测量血压。之后每 5 分钟测量一次。直到患者各项指标接近试验前水平或患者的症状消失为止。

（4）试验终止的标准。①出现胸痛、疲乏、呼吸困难、心悸、头晕等症状；②有冷汗、苍白、步态不稳、低血压等体征；③有室性心律失常、有意义的 ST 段偏移、房室或室内传导阻滞等心电图改变；④收缩压达 30.00 kPa（225 mmHg）或以上，舒张压较休息时升高 2.67 kPa（20 mmHg）以上；⑤血压不升或下降 1.33 kPa（10 mmHg）以上；⑥被检人不愿继续进行试验。

（二）肺功能的评定

肺功能评定对于早期发现肺与支气管疾病并判断其损害程度，评价肺与支气管疾病的治疗效果及判断预后，选择胸、腹部手术适应证，鉴别呼吸困难的原因、诊断和监护呼吸功能不全以及鉴定职业病和劳动耐力都有着十分重要的价值。肺功能评定包括主观的呼吸功能障碍感受分级和客观检查，从简单的肺活量测定到比较高级的呼吸生理试验。

1．评定目的

（1）了解呼吸功能障碍的程度。

（2）为制订康复治疗方案提供依据。

（3）判断疗效。

2．评定方法

（1）询问病史、家族史、吸烟史和职业及症状，如咳嗽、咳痰、憋闷、气喘等；体检包括姿势和体位、胸廓类型、呼吸形式、呼吸音等；了解患者胸部 X 线。

（2）体格检查，重点是呼吸系统，可按视、触、叩、听的顺序进行，还应注意心血管系统及全身营养状态的检查。

（3）呼吸功能徒手评定，让评定对象做一些简单的动作或短距离行走，再根据其出现气短的程度来对呼吸功能做出初步评定，分为 0～5 级。

0 级：日常生活能力和正常人一样。

1 级：一般劳动较正常人容易出现气短。

2 级：登楼、上坡时出现气短。

3 级：慢走 100 m 以内即感气短。

4 级：说话、穿衣等轻微动作即感气短。

5 级：安静时也觉气短，不能平卧。

（4）肺功能测定，有条件应进行此项检查，包括肺容量和肺通气功能。①肺容量测定。所用指标有：潮气量（TV）、深吸气量（IC）、补吸气量（IRV）、补呼气量（ERV）、肺活量（VC）、功能残气量（FRO）及残气量（RV）、肺总量（TLC）。其中最为常用的是肺活量，肺活量指尽力吸气末，从肺内所能呼出的最大气量，等于潮气量、补吸气量和补呼气量之和。肺活量反映了肺一次通气的最大能力。正常成年男性约 3500 ml，女性约 2 500 ml。测量肺容量一般是用肺量计来进行的，而肺量计的种类很多，以水封式最简单。呼吸时将浮筒升降幅度描绘在按一定速度水平走向的记录纸上，所得曲线称肺量图。②肺通气功能测定。肺通气量是指单位时间内进出肺的气量，可以反映通气功能，常用测定指标包括以下几项。

第一，静息通气量（VE），是静息状态下每分钟出入肺的气量，等于潮气量乘以每分钟呼吸频率，正常男性为（6 663±200）ml，女性为（4 217±

160）ml。

第二，最大通气量（MVV），指以最快的速度和最大的幅度进行呼吸时，得到的每分钟通气量。

第三，用力肺活量（FVC），又称时间肺活量（TVC），是尽力最大吸气后以最大用力、最快速度所能呼出的最大气量。

（5）呼出气体分析，通过心肺运动试验测定气流及呼气中的 O_2 和 CO_2 的含量，推算出每分钟通气量、呼吸储备、VO_2、O_2 通气当量、CO_2 通气当量、呼吸熵等参数。它们反映了动态肺功能水平。

（6）血气分析，抽取动脉血，测定血液中 PaO_2、$PaCO_2$ 及动脉血 O_2 含量，并以此推算全身的气体代谢和酸碱平衡情况。

（7）行走试验，平地行走试验包括 12 分钟、6 分钟、100m 行走，用于评价慢性肺部疾病对于运动耐受性的影响。

七、日常活动能力与参与社会能力评定

（一）概述

日常生活活动（Activities of Daily Living，ADL）是指人们为了维持生存及适应生存环境而每天必须反复进行的、最基本的、最具有共性的身体动作群。主要涉及衣、食、住、行、个人卫生等方面的基本动作和技巧。它是获得个人生活独立的基础。广义的 ADL 是指一个人在家庭、工作机构及社区里自己管理自己的能力。除了基本的生活能力，还包括与他人交往以及在经济、职业和社会层面上合理安排自己生活方式的能力。

ADL 分为基本 ADL（Basic ADL，BADL）和工具性 ADL（Instrumental ADL，IADL）。

BADL 主要是了解患者应用最基本的、粗大的、无需利用工具的日常生活活动；IADL 是指人们在家庭和社区中独立生活，如做家务、开车等需要使用一些工具的较为精细动作的活动。

（二）日常生活活动能力的评定方法

日常生活活动能力评定是康复诊断和康复评定的重要组成部分。ADL 评定包括了残疾者日常生活的各项基本功能状况，即明确他们是怎样进行日常生活的，能完成哪些日常活动，难以完成的是哪些项目，障碍的程度如何。ADL 评定是确立康复目标、制订康复计划、评估康复疗效的依据，

是康复医疗中必不可少的重要步骤。ADL 评定是对患者综合能力的评定，应了解患者身体功能方面的因素，如肌力、肌张力、关节活动度、协调性、平衡和感觉等，以确定患者 ADL 的不足和残存能力，并了解是否需要辅助设备。还要对感知和认知功能进行评定，从而了解其学习 ADL 的能力。在评定时还应充分考虑环境、主观意识及其他社会心理因素可能对评定结果的影响。ADL 的每一项都是由一系列动作组成的，在评定时要找出影响该项活动完成的具体环节，并进行分析。

1. BADL 评定量表

（1）Barthel 指数。

1）量表内容：Barthel 指数属基础性 ADL 评定范畴，该量表是通过对进食、洗澡、修饰、穿衣、控制大便、控制小便、上厕所、床椅转移、平地行走及上楼梯 10 项日常活动的独立程度打分的方法来区分等级的，根据是否需要帮助及帮助程度分为 0 分、5 分、10 分、15 分四个功能等级。得分越高，独立性越强，依赖性越小。达到 100 分表示患者基础性 ADL 良好，不需他人照顾，生活能够自理，但并不意味着评定对象能够完全独立生活；0 分则表示没有独立能力，全部日常生活皆需帮助。Barthel 指数内容比较全面，记分简便、明确，信度和效度高，是临床应用最广的一种 ADL 评定方法，适于作为疗效观察及预后判断。Barthel 指标评分标准，见表 3-11所示。

表 3-11　Barthel 指标评分标准

序号	项目	得分	评分标准
1	进食	10	能使用任何必要的装置，在适当的时间内独立进食
		5	需要帮助（如切割食物、搅拌食物）
2	洗澡	5	独立
3	修饰	5	独立地洗脸、梳头、刷牙、剃须（如需使用电动剃须刀，则应会用插头）
4	穿衣	10	独立地系鞋带、扣扣子、穿脱支具
		5	需要帮助，但在适当的时间内至少做完一半的工作
5	控制大便	10	不失禁，如果需要，能使用灌肠剂或栓剂
		5	偶尔失禁或需要器具帮助
6	控制小便	10	不失禁，如果需要，能使用集尿器
		5	偶尔失禁或需要器具帮助
7	上厕所	10	独立用厕所或便盆，穿脱衣裤，擦净、冲洗或清洗便盆
		5	在穿脱衣裤或使用卫生纸时需要帮助

序号	项目	得分	评分标准
8	床椅转移	15	独立地从轮椅到床，再从床回到轮椅，包括从床上坐起，刹住轮椅，抬起脚踏板
		10	最小的帮助和监督
		5	能走，但需要最大的帮助才能转移
9	平地行走	15	能在水平路面独立行走45m
		10	可以用辅助装置，但不包括带轮的助行器在帮助下行走45m
		5	如果不能行走，能使用轮椅行走45m
10	上下楼梯	10	独立，可以用辅助装置
		5	需要帮助和监督

2）评分结果：总分＜20分为极严重功能缺陷，生活完全需要依赖；20～40分为生活需要很大帮助；40～60分为生活需要帮助；总分＞60分为生活基本自理。Barthel指数40分以上者康复治疗的效益最大。

（2）功能独立性测量。功能独立性测量（Functional Lndependence Measurement，FIM）自20世纪80年代末在美国开始使用以来，逐渐受到重视，目前已在全世界广泛应用。FIM在反映残疾水平或需要帮助的量的方式上比Barthel指数更详细、精确、敏感，是分析判断康复疗效的一个重要指标。它不但评价由于运动功能损伤而致的ADL能力障碍，而且也评价认知功能障碍对日常生活的影响。在美国，它已被作为衡量医院医疗管理水平与医疗质量的一个客观指标。FIM是医疗康复中唯一建立了康复医学统一数据库系统（UDSRM）的测量残疾程度的方法。FIM应用范围广，可用于各种疾病或创伤者的日常生活能力的评定。

1）评定内容：FIM评定内容包括6个方面，共18项，分别为13项运动性ADL和5项认知性ADL。评分采用7分制，即每一项最高分为7分，最低分为1分。总积分最高分为126分，最低分为18分。得分的高低是以患者独立的程度、对辅助装具或辅助设备的需求程度以及他人给予帮助的量为依据，见表3-12所示。

表3-12 FIM评定内容

项目	具体内容
Ⅰ. 自理活动	1. 进食；2. 梳洗修饰；3. 洗澡；4. 穿上身衣；5. 穿下身衣；6. 如厕
Ⅱ. 括约肌控制	7. 排尿管理；8. 排便管理
Ⅲ. 转移	9. 床椅间转移；10. 转移至厕所；11. 转移至浴盆或淋浴室
Ⅳ. 行进	12. 步行/轮椅；13. 上下楼梯

项目	具体内容
V. 交流	14. 理解；15. 表达
VI. 社会认知	16. 社会交往；17. 解决问题；18. 记忆

2）评分标准：根据患者进行日常生活活动时独立或依赖的程度，将结果分为 3 大类、7 个等级，见表 3-13 所示。

表 3-13　FIM 的评分标准

能力		得分	评分标准
独立	完全独立	7	不须修改或使用辅助具；在合理的时间内完成
	有条件的独立	6	活动安全，活动能独立完成，但活动中需要使用辅助具；或者需要比正常长的时间；或需要考虑安全保证问题
有条件地依赖	监护或准备	5	活动时需要帮助，帮助者与患者没有身体接触；帮助者给予的帮助为监护、提示或督促，或者帮助者仅需帮患者做准备工作或传递必要的用品，帮助穿戴矫形器等
	最小量接触身体的帮助	4	给患者的帮助限于轻触，患者在活动中所付出的努力>75%
	中等量的帮助	3	患者所需要的帮助多于轻触，但在完成活动的过程中，本人主动用力仍在 50%～74%
完全依赖	最大量的帮助	2	患者主动用力完成活动的 25%～49%
	完全帮助	1	患者主动用力<25%，或完全由别人帮助

第一，独立：活动中不需要他人给予帮助；第二，有条件地依赖：患者自己付出 50%或更多的努力，根据所需的辅助水平评出 5 分、4 分、3 分；第三，完全依赖：患者付出的努力≤49%，需要最大量的帮助或完全帮助，或根本不能进行活动。根据所需要帮助的水平，评出 2 分和 1 分。

FIM 所测量的是残疾者实际做什么，即活动的实际情况。因此，对于残疾者进行 FIM 评定时，不要评定其应当能做什么，或在某种条件下可能可以做什么。例如，一个抑郁症患者能够做许多事情，但是他现在却不做。采用 FIM 测量该患者时，所考察的应是目前的实际状态，而不是他在症状缓解时能够做什么。

各康复专业人员均可使用 FIM 进行评定。必要时可根据专业特点将 FIM 分为几个部分由不同专业的人员分别进行测量。如由作业治疗师负责评定自理活动以及认知性活动；护士评定大小便控制功能；物理治疗师评定转移活动；而交流能力则可以由语言治疗师来评定。

2. IADL 评定量表

（1）快速残疾评定量表：快速残疾评定量表（Rapid Disability Rating

Scale，RDRS）中，日常生活需要帮助程度内容包括：进食、行走、活动、洗澡、穿衣、入厕、整洁修饰、适应性项目（财产处理、用电话等）。

（2）功能活动问卷：功能活动问卷（Functional Activities Questionary，FAQ）1982 年由 Pfeffer 提出，1984 年重新修订。该量表包括与日常生活密切相关的 10 项内容，如理财、工作、娱乐等。根据患者完成各项活动的难易程度评分。

第四章　康复治疗技术

第一节　物理治疗技术

物理治疗技术（Physical Therapy，PT）是通过运动治疗，又称为功能训练、物理因子治疗和手法治疗，重点改善肢体功能的一种治疗手段。具体包括声、光、电、磁、力（含运动、压力）、热、冷等。国际上称为 3M 治疗：运动治疗（Movement Therapy）、物理因子治疗（Physical Modality Therapy）、手法治疗（Manipulation Therapy）。物理治疗的重点是改善躯体的运动功能，如卧、坐、站的体位及其相关之间的转移，平衡和协调能力以及行走能力。

一、运动治疗

运动治疗是以运动学、生物力学和神经发育学为基础理论，以功能训练为主要手段，以手法和器具（器械）为载体，达到恢复、改善或重建躯体功能的治疗方法，是物理治疗的主要部分。其主要治疗作用有：改善运动组织（肌肉、骨骼、关节、韧带等）的血液循环和代谢能力；改善关节活动范围、放松肌肉、纠正躯体畸形、止痛；提高肌力、耐力、心肺功能和平衡协调能力；提高神经—肌肉运动控制能力等。其内容涵盖了以下几个主要部分。

（一）关节活动技术

1. 被动运动

指在病人完全不用力的情况下，借助外力来完成关节活动范围训练的方法，外力主要来自治疗师、病人健肢以及各种康复训练器械。持续被动活动是相对间断活动而言，即在一定时间内、在病人耐受的情况下不间断地重复进行被动关节活动训练。

关节活动技术于术后可立即用于患肢训练，术后当天可根据情况在

20°～30°内活动，以后视病情改善程度每日或每次训练时对活动度进行调整，逐步增大活动范围。禁忌证：各种原因所致的关节不稳、骨折未愈合又未做内固定、骨关节肿瘤、全身状况极差、病情不稳定等。若运动破坏愈合过程、造成该部位新的损伤、导致疼痛、炎症等症状加重时，训练也应禁忌。

2．主动助力运动

指病人在外力的辅助下主动收缩肌肉来完成关节活动的运动训练，助力可由治疗师、病人健肢、各种康复器械（如棍棒、滑轮和绳索装置等）以及引力或水的浮力提供。适用于可进行主动肌肉收缩但肌力相对较弱，不能完成全范围关节活动的病人。禁忌证同被动关节活动训练。

3．主动运动

由病人肌肉主动收缩产生的关节活动范围，通常与肌力训练同时进行。适用于可主动收缩肌肉且肌力大于 3 级的病人。通过主动关节活动范围训练达到改善和扩大关节活动范围，改善和恢复肌肉功能以及神经协调功能的目的。禁忌证同被动关节活动范围训练。

4．机器人引导的运动

随着高科技向临床的日益渗透，越来越多的康复机器人应用于临床康复治疗之中。由于机器人是由计算机控制程序，可以将前述的主动运动、主动助力运动及被动运动融合为一体，将分散的关节活动、肌力训练整合为以功能为导向的模式化运动，使用时操作者可以根据病人的需要启动不同的程序，是一种非常有应用前景的康复医疗设备。

5．关节活动技术护理要点

（1）活动前评估病人的一般情况。

（2）帮助病人做好治疗部位的准备，如局部创面的处理，矫形器、假肢的处置。

（3）活动中询问病人，出现疼痛时，酌情调整运动范围并记录治疗效果，改进训练方法。

（4）熟悉关节活动技术的适应证与禁忌证。

（5）使用机器人引导运动方法时，需告诉病人治疗目的、方法和预期结果，以及操作要点和注意事项，并做好相应的配合护理。

（二）软组织牵伸技术

软组织牵伸技术是指通过外力（人工或机械/电动设备）牵伸并拉长挛缩或短缩的软组织，并且做轻微的超过组织阻力和关节活动范围的运动训练，以达到改善或重新获得关节周围软组织的伸展性，防止发生不可逆的组织挛缩，调节肌张力，增加或恢复关节活动范围，预防或降低躯体在活动或从事某项运动时出现的肌肉、肌腱损伤。

根据牵伸力量的来源、牵伸方式和持续时间，可以把牵伸分为手法牵伸、器械牵伸和自我牵伸三种。手法牵伸是治疗者对发生紧张或挛缩的组织或活动受限的关节，通过手力牵伸，并通过控制牵伸的方向、速度和持续时间来增加挛缩组织的长度和关节活动范围。机械牵伸是利用低强度的外部力量，较长时间作用于挛缩组织。自我牵伸是一种由病人自己完成的肌肉伸展性训练，可以利用自身重量作为牵伸力量。

软组织牵伸的护理要点：①牵伸前必须先进行评估。②病人应采取舒适、放松的体位。③牵伸力量的方向应与肌肉紧张或挛缩的方向相反。④牵伸力量必须足够拉紧软组织的结构，但不至于导致疼痛或损伤。在牵伸过程中病人感到轻微疼痛是正常的，要以病人能够耐受为原则，如果第二天被牵伸部位仍然有肿胀和明显的疼痛，说明牵伸强度太大，应降低牵伸强度或休息一天。⑤避免过度牵伸肌力较弱的肌肉或水肿组织。

（三）肌力训练技术

肌力是指肌肉收缩时能产生的最大力量，与肌肉收缩时的张力有关。肌力训练是根据超量负荷的原理，通过肌肉的主动收缩来改善或增强肌肉的力量。

1. 肌力训练分类

根据肌肉的收缩方式可以分为等长运动和等张运动；根据是否施加阻力分为非抗阻力运动和抗阻力运动。非抗阻力运动包括主动运动和主动助力运动，抗阻力运动包括等张性（向心性、离心性）、等长性、等速性抗阻力运动。

（1）等张收缩训练：肌肉收缩时，肌肉长度有变化而肌张力不变，产生关节运动。分为向心性收缩和离心性收缩。根据病人的肌力和功能的需要，可将阻力施加在肌肉拉长或缩短时。

（2）等长收缩训练：肌肉收缩时，肌张力增加而肌肉长度不变，不发生关节运动，但肌张力明显增高。在运动中，等长收缩训练是增强肌力的有效方法，特别适用于关节疼痛和关节不允许活动情况下进行肌力增强训练，以延缓和减轻肌肉失用性萎缩。

（3）等速训练：也称为等动训练，该训练需要在专门的等速训练仪上进行。由仪器限定了肌肉收缩时肢体的运动速度，根据运动过程中肌力大小变化调节外加阻力。主要特点是受训肢体在运动全过程中始终保持相等的角速度（单位时间移动的角度度数），而阻力是变化的，在整个运动过程中只有肌肉张力和力矩输出增加。

2．肌力训练方法选择

当肌力为 1 级或 2 级时，进行徒手助力肌力训练。当肌力达 3 级或以上时，进行主动抗重力或抗阻力肌力训练。此类训练根据肌肉收缩类型分为抗等张阻力运动（也称为动力性运动）、抗等长阻力运动（也称为静力性运动），以及等速运动。

3．护理要点

（1）肌力训练应从助力活动、主动活动、抗阻活动逐步进行。当肌力在 2 级以下时，一般选择助力性活动；当肌力达到 3 级时，让患肢独立完成全范围关节活动；肌力达到 4 级时，按渐进抗阻原则进行肌力训练。

（2）有高血压、冠心病或其他心血管疾病的病人，在进行等长抗阻训练，尤其是抗较大阻力时，医护人员应时刻提醒病人保持顺畅呼吸，避免屏气，引起 Valsalva 效应，增加心血管的负担。

（3）阻力通常加在需要增强肌力的肌肉远端附着部位，但在肌力较弱时，也可靠近肌肉附着的近端，以减少阻力。阻力的方向与肌肉收缩时关节发生运动的方向相反。

（4）肌力训练后应观察病人全身血管反应以及局部有否不适，如有酸痛情况时，可给予热敷或按摩等，以助消除训练后的局部疲劳。如疼痛显著，应及时联系治疗师，调整次日训练量。

（四）平衡训练技术

平衡训练是指改善人体平衡功能的训练，用以锻炼本体感受器、刺激姿势反射，适用于治疗神经系统或前庭器官病变所致的平衡功能障碍。

1．训练内容

训练内容主要包括静态平衡（即在安静坐或立位状态下能以单侧及双侧负重而保持平衡）及动态平衡（包括自动动态平衡、他动动态平衡以及动作中平衡）。

（1）静态平衡训练的大致顺序为：前臂支撑俯卧位、前臂支撑俯卧跪位、前倾跪位、跪坐位、半跪位、坐位、站立位（扶平行杠站立、独自站立、单腿站立）。

（2）动态平衡训练是在支撑面由大到小、重心由低到高的各种体位，逐步施加外力完成，具体可通过摇晃平衡板训练、大球或滚筒上训练以及通过平衡仪进行训练。

（3）自动动态平衡指病人自己取坐位或立位时，自己改变重心的平衡功能。

（4）他动动态平衡指病人在外力破坏其平衡的作用下，仍能恢复平衡。

2．护理要点

（1）训练时要求病人放松、消除紧张及恐惧心理。医护人员要时刻注意病人的安全，预防跌倒，避免造成病人再次损伤和增加心理负担。

（2）训练必须由易到难，注意保护，并逐步减少保护。

（3）从静态平衡训练开始，逐步过渡到自动动态平衡，再过渡到他动动态平衡。

（4）训练时所取的体位应由最稳定的体位，逐渐过渡到最不稳定的体位。逐步缩小病人的支撑面积和提高身体重心，在保持稳定性的前提下逐步增加头颈和躯干运动，由注意保持平衡到不注意也能保持平衡，由睁眼训练保持平衡过渡到闭眼的平衡训练。

（五）协调性训练技术

协调功能主要是协调各组肌群的收缩与放松。协调性训练是以发展神经肌肉运动控制协调能力为目的的训练，常用于神经系统和运动系统疾病的病人。它是利用残存部分的感觉系统以视觉、听觉和触觉来管理随意运动，其本质在于集中注意力，进行反复正确的练习。协调性障碍包括深感觉性、小脑性、前庭迷路性及大脑性的运动失调，帕金森病及由于不随意运动所致的协调性障碍。

1．训练方法

要适合病人现有功能水平，上肢着重训练动作的准确性、节奏性与反应的速度，下肢着重训练正确的步态。训练顺序是：①先易后难，先卧位，再在坐位、立位、步行中进行训练；②先单个肢体、一侧肢体（多先做健侧或残疾较轻的一侧），再双侧肢体同时运动；③先做双侧对称性运动，再做不对称性运动；④先缓慢，后快速；⑤先睁眼做，再闭眼做。

2．护理要点

（1）可指导病人利用一些生活动作来辅助强化协调动作，例如可采用作业疗法、竞赛等趣味性方法进行训练。

（2）操练时切忌过分用力，以避免兴奋扩散，因为兴奋扩散往往会加重不协调。

（3）所有训练要在可动范围内进行，医护人员要时刻注意保护病人，避免再次受伤和增加心理负担。

（六）步行训练技术

因外伤或疾病造成神经、肌肉、关节损伤，出现步行障碍者需要进行步态训练，造成步态异常的疾病有偏瘫、截瘫、截肢及下肢损伤等。

1．步行训练前必需的训练和准备

（1）关节活动范围（ROM）训练。

（2）健侧及上肢肌力的维持和增强。

（3）耐力训练。

（4）平衡及协调训练。

（5）下肢承重练习。

（6）合理辅助用具，包括矫形器、助行器、拐杖、手杖和轮椅等。

2．步行基本动作训练

步行的基本动作训练通常利用平行杠、拐杖、手杖在训练室中进行。其顺序为：平行杠内步行—平行杠内持杖步行—杠外持杖步行—弃杖步行—应用性步行（复杂步训练）。

3．步行训练护理要点

（1）提供必要保护，以免跌倒。

（2）掌握训练时机，不可急于求成。如偏瘫病人在平衡、负重、下肢分离动作训练未完成前不可过早进入步行训练，以免造成误用综合征。

（3）凡病人能完成的动作，应鼓励病人自己完成，不要辅助过多，以免影响以后的康复训练进程。

（七）神经发育疗法

神经发育疗法是 20 世纪 40 年代开始出现的治疗脑损伤后肢体运动障碍的方法，其典型代表为 Bobath 技术、Brunnstrom 技术、Kabat-Knott-Voss 技术（又称为 PNF 技术）、Rood 技术。其共同特点如下。

1. 治疗原则

以神经系统作为重点治疗对象，将神经发育学、神经生理学的基本原理和法则应用到脑损伤后运动障碍的康复治疗中。

2. 治疗目的

把治疗与功能活动特别是日常生活活动结合起来，在治疗环境中学习动作，在实际环境中使用已经掌握的动作并进一步发展技巧性动作。

3. 治疗顺序

基本动作的练习应按照运动发育的顺序进行，由头到尾、近端向远端的顺序治疗，将治疗变成学习和控制动作的过程。在治疗中强调先做等长练习（如保持静态姿势），后做等张练习（如在某一姿势上做运动）；先练习离心性控制（如离开姿势的运动），后练习向心性控制（如向着姿势的运动）；先掌握对称性的运动模式，后掌握不对称性的运动模式。

4. 治疗方法

强调早期治疗、综合治疗以及各相关专业的全力配合。应用多种感觉刺激，包括躯体、语言、视觉等，并认为重复强化训练对动作的掌握、运动控制及协调具有十分重要的作用。

5. 护理要点

（1）由于感觉对运动的重要性，训练中一定要病人主动注意训练的过程，更好地体验到运动觉和视觉的反馈信息，有助于动作的完成和改进。

（2）强调重复学习的重要性，要求病人尽可能在日常动作中进行反复的练习。

（3）有顺序地组合其他方法。

（4）在动作进行过程中和完成后给予病人适当鼓励。

（八）运动再学习疗法

把中枢神经系统损伤后运动功能的恢复训练视为一种再学习或再训练的过程，以神经生理学、运动科学、生物力学、行为科学等为理论基础，以脑损伤后的可塑性和功能重组为理论依据。认为实现功能重组的主要条件是需要进行针对性的练习活动，练习得越多，功能重组就越有效，特别是早期练习有关的运动。而缺少练习则可能产生继发性神经萎缩或形成不正常的神经突触。运动再学习疗法主张通过多种反馈（视、听、皮肤、体位、手）的引导来强化训练效果，充分利用反馈在运动控制中的作用。

运动再学习疗法由 7 部分组成，包含了日常生活中的基本运动功能，分别为：①上肢功能。②口面部功能。③仰卧到床边坐起。④坐位平衡。⑤站起与坐下。⑥站立平衡。⑦步行。治疗时根据病人存在的具体问题选择最适合病人的部分开始训练，每一部分分为 4 个步骤：①了解正常的活动成分并通过观察病人的动作来分析缺失的基本成分。②针对病人丧失的运动成分，通过简洁的解释和指令，反复多次地练习，并配合语言、视觉反馈及手法指导，重新恢复已经丧失的运动功能。③把所掌握的运动成分与正常的运动结合起来，不断纠正异常，使其逐渐正常化。④在真实的生活环境中练习已经掌握的运动功能，使其不断熟练。

（九）运动处方

运动处方是对准备接受运动治疗或参加运动锻炼的病人，由专科医生通过必要的临床检查和功能评估后，根据所获得的资料和病人的健康状况，为病人选择一定的运动治疗项目，规定适宜的运动量，并注明注意事项。运动处方的内容包括运动治疗项目、运动治疗量以及运动治疗的注意事项 3方面内容。

1. 运动治疗项目

根据运动治疗的目的分为以下几类。

（1）耐力性项目：以健身、改善心脏和代谢功能，防治冠心病、糖尿病、肥胖等为目的。如医疗行走、健身跑、骑自行车、游泳、登山，也可以做原地跑、跳绳、上下楼梯等运动。耐力性项目一般属于周期性、节律性的运动。

（2）力量性项目：以训练肌肉力量和消除局部脂肪为目的。如各种持器械医疗体操，抗阻力训练（沙袋、实心球、哑铃、拉力器等），一般适合骨骼肌和外周神经损伤引起的肌肉力量减弱。

（3）放松性项目：以放松肌肉和调节神经为主要目的。如医疗步行、医疗体操、保健按摩、太极拳、气功等，多适合心血管和呼吸系统疾患的病人、老年人及体弱者。

（4）矫正性项目：以纠正躯体解剖结构或生理功能异常为目的。如脊柱畸形、扁平足的矫正体操，增强肺功能的呼吸体操，治疗内脏下垂的腹肌锻炼体操，骨折后的功能锻炼等。

2. 运动治疗量

运动治疗中的总负荷量取决于运动治疗的强度、频度（密度）和治疗的总时间，其中，运动治疗的强度是运动处方中定量化的核心。

（1）治疗强度：因心率和运动强度之间呈线性关系，故运动强度常以心率来表示。心率是确定运动强度的可靠指标，在制订运动治疗处方时，应注明运动治疗中允许达到的最高心率和应该达到的适宜心率即靶心率。运动强度还可采用代谢当量（MET）来表示。MET 又称梅脱，是估计能量消耗的最实用指标，一个代谢当量相当于每分钟每千克体重 3.5 ml 的摄氧量。此外，运动治疗中的主观感觉是病人身体对运动治疗量的反应。适宜的运动治疗强度是在治疗中病人感觉舒适或稍微有气喘，而呼吸节律不紊乱。

（2）治疗时间：取决于运动治疗的强度。对耐力性或力量性运动治疗项目，一次运动治疗时间可以分为准备、练习、结束 3 个部分。准备部分通常采用小强度的活动使心肺功能、肌肉韧带以及血压逐渐适应练习部分的运动治疗，避免在突然大强度的运动后，发生内脏器官的不适应和肌肉韧带的损伤。练习部分是治疗的主要部分，至少维持 20～30 分钟。结束部分主要做一些放松性的活动，防止在运动治疗完成后，由于血液聚集于肢体，回心血量减少而出现心血管症状。

（3）治疗频度：每周参与或接受治疗的次数。取决于运动强度和每次运动持续的时间。小运动治疗量每日一次，大运动治疗量隔日一次。如果间隔时间超过 3 天，运动治疗效果的蓄积作用就会消失。

3. 运动治疗注意事项

在实施运动治疗时，需要注意以下几个方面。

（1）掌握好适应证：运动治疗的效果与适应证的选择是否适当有关。对不同的疾病应选择不同的运动治疗方法。例如，心脏病和高血压病病人应该以主动运动为主，如有氧训练、医疗体操等。

（2）循序渐进：运动治疗的目的是改善病人的躯体功能，提高适应能力。因此，在实施运动处方时，内容应该由少到多，程度由易到难，运动量由小到大，使病人逐渐适应。

（3）持之以恒：大部分的运动疗法项目需要坚持一定的治疗时间，才能显示出疗效，尤其是对年老体弱病人或神经系统损伤的病人。因此，在确定运动治疗方案后，要坚持才能积累治疗效果，切忌操之过急或中途停止。

（4）个别对待：虽然运动治疗的适用范围很广，但在具体应用时，仍需要根据不同的疾病、不同的对象（如性别、年龄、文化水平、生活习惯等），制订出具体的治疗方案，即因人而异，因病而异，这样才能取得理想的治疗效果。

（5）及时调整：运动处方实施后，定时评估，了解运动处方是否合适，及时调整治疗方案（如内容、持续时间、难易程度等），然后，再次实施，如此循环，直至治疗方案结束。

二、物理因子治疗

（一）电疗法

电疗法（Electrotherapy）是指应用电治疗疾病的方法：电流频率（frequency，f）的基本计量单位为赫（赫兹，Hz）。根据所采用电流频率的不同，电疗法通常分为直流电疗法、低频电疗法（$0 < f < 1\,000$ Hz）、中频电疗法（1 kHz $< f < 100$ kHz）、高频电疗法（100 kHz $< f < 300$ GHz）等。常用的电疗法如下。

1. 直流电疗法与直流电药物离子导入疗法

直流电是电流方向不随时间变化而变化的电流。以直流电治疗疾病的方法称为直流电疗法（Galvanization）。借助直流电将药物离子导入人体以治疗疾病的方法称为直流电药物离子导入疗法，或称直流电离子导入疗法、电离子导入疗法（Iontophoresis）。

（1）治疗作用：①促进局部小血管扩张、改善血液循环，反射性调节异常的冠状动脉舒缩功能；②对神经系统功能有明显的影响：镇静和兴奋作用；③直流电阴极有促进伤口肉芽组织生长、软化瘢痕、松解粘连和促进消散等作用，而阳极有脱水作用，可减轻组织水肿和渗出；④治疗静脉血栓：有促进静脉血栓溶解的作用；⑤促进骨折愈合；⑥治疗癌症：利用直流电电极下产生的强酸和强碱杀死癌细胞。

（2）治疗特点：①兼有药物与直流电的双重作用；②导入药物的有效成分，为组织和器官所吸收后可直接发挥药理作用；③病灶局部浓度高，对表浅病灶的应用特别有利；④药物离子在体内蓄积时间较长，发挥作用的时间亦较长。该疗法的缺点是导入的药量少，透入表浅。

（3）临床应用：①适应证：神经炎、神经损伤、慢性溃疡、伤口和窦道、瘢痕粘连、角膜混浊、虹膜睫状体炎、高血压和冠心病等；②禁忌证：恶性肿瘤（电化学疗法时除外）、高热、意识障碍、出血倾向、孕妇腰腹部、急性化脓性炎症、急性湿疹、局部皮肤破损、局部金属异物、心脏起搏器及其周围、对直流电过敏者。

（4）护理要点：①应保持皮肤完整，以免造成皮肤灼伤；②正极下组织含水量减少，皮肤较为干燥，疗后局部可应用润肤剂，如有皮肤过敏，而治疗必须进行时，疗后局部加氟轻松软膏涂敷。

2. 低频电疗法

应用频率 1 000 Hz 以下的脉冲电流，作用于人体治疗疾病的方法。常用的低频电疗法有：功能性电刺激疗法（Functional Electrical Stimulation，FES）、神经肌肉电刺激疗法（Neuromuscular Electrical Stimulation，NES）、经皮神经电刺激疗法（Transcutaneous Electrical NerveStimulation，TENS）。

（1）治疗作用：①兴奋神经肌肉组织；②促进局部血液循环；③镇痛，特别用于软组织损伤疼痛。

（2）临床应用：①适应证：FES 可用于减轻痉挛，加速协调运动和随意活动控制能力恢复，适用于治疗中枢性麻痹的病人，包括脑瘫、偏瘫、截瘫、四肢瘫，还包括痉挛型、弛缓型、共济失调型等病人；NES 可用于治疗肌痉挛疼痛等疼痛、神经失用症、各种原因所致的失用性肌萎缩、肌腱移植术后、姿势性肌肉软弱等；TENS 可用于治疗各种疼痛，例如偏头痛、幻肢痛、关节痛、术后切口痛等，以及骨不连病人等；②禁忌证：出血倾向疾病、恶性肿瘤、局部金属植入物者、意识不清等。

（3）护理要点：①治疗前做好宣教，告知病人治疗中应有的感觉；②帮助病人做好治疗部位的准备，如局部创面的处理，支具、托、假肢的处置；③治疗部位如有创伤或遇其他有创检查（局部穿刺、注射、封闭等）之后 24 小时内应停止该项治疗；④治疗中要经常询问病人的感觉，老人、儿童、体弱者的治疗时间要短些，输入强度要弱些。

3. 中频电疗法

医用中频电流的范围为 1 000～100 000 Hz。临床上常用的中频电疗法有等幅正弦中频电疗法、干扰电疗法和正弦调制中频电疗法等。

（1）等幅正弦中频电疗法：应用频率为 1～20 kHz 的等幅正弦电流治疗疾病的方法，通常称为等幅中频电疗法，习惯称为"音频电"疗法。

1）治疗作用：主要为消散硬结、软化瘢痕、松解粘连，也可改善局部组织血液循环，促进炎症吸收，镇痛等。

2）临床应用：①适应证，各类软组织扭挫伤疼痛、关节痛、神经痛等，瘢痕、肠粘连、注射后硬结等；②禁忌证，急性炎症、出血性疾病、恶性肿瘤、局部金属异物、心脏起搏器、心区、孕妇下腹部、对电流不能耐受等。

（2）干扰电疗法：两路频率分别为 4 000 Hz 与 4 000 Hz±100 Hz 的正弦交流电通过两组电极交叉输入人体，在电场线交叉处形成干扰场，产生差频为 0～100 Hz 的低频调制中频电流，将这种干扰电流治疗疾病的方法称为干扰电疗法。

1）治疗作用：干扰电流兼具低频电与中频电的特点，最大的电场强度发生于体内电流交叉处，作用较深，范围较大。不同差频的干扰电流治疗作用有所不同。具体作用包括：①改善周围血液循环；②镇痛作用；③对运动神经和骨骼肌的作用；④对内脏平滑肌的作用，可促进内脏平滑肌活动，提高其张力，改善内脏血液循环，调整支配内脏的自主神经；⑤对自主神经的调节作用。

2）临床应用：①适应证：各种软组织创伤性疼痛、肩周炎、肌痛、神经炎、皮神经卡压性疼痛。特别适于各种内脏疾患等症，如胃痉挛、尿路结石、胃肠功能紊乱、肠痉挛、胃下垂、习惯性便秘、术后尿潴留等。②禁忌证：急性炎症病灶、深静脉血栓形成、戴起搏器者、孕妇下腹部、心脏部位、出血倾向者、结核病灶、恶性肿瘤等。

（3）正弦调制中频电疗法：该疗法使用的是一种低频调制的中频电流，其载波频率为 2 000～8 000 Hz，载波波形有：正弦波与梯形波，调制频率为 1.5～150 Hz。该疗法兼具低、中频电疗的特点，减少人体的电阻，增大治疗用的电流量,增加电流的作用深度,不同波形和频率的变换交替出现,可以克服机体对电流的适应性。适应证和禁忌证同干扰电疗法,护理要点同低频电疗法。

4．高频电疗法

在医学上把频率超过 100 kHz 的交流电称为高频电流。最常用的高频电疗法为短波疗法、超短波疗法、微波疗法。

（1）治疗作用：①镇痛（神经痛、痉挛性痛、张力性痛、缺血性痛、炎症性痛）；②消炎消肿；③解痉；④扩张血管,促进血液循环；⑤增强机体免疫防御功能；⑥高频电刀可治疗表浅癌。

（2）临床应用：①适应证：采用中、小剂量的高频电流可治疗各种特异或非特异性慢性、亚急性或急性炎症等；②禁忌证：恶性肿瘤（中小剂量）、妊娠、有出血倾向、高热、心肺衰竭、装有心脏起搏器、体内含有金属异物、颅内压增高、活动性肺结核等,妇女经期血量多时应暂停治疗。

（二）光疗法

应用人工光源或日光辐射治疗疾病的方法称为光疗法（Phototherapy）。光疗包括红外线疗法、可见光疗法、紫外线疗法、激光疗法。

1．红外线疗法

应用红外线治疗疾病的方法称为红外线疗法（Infrared Therapy）。

（1）治疗作用：红外线辐射机体组织后主要产生温热效应（辐射热），红外线穿透组织的深度很浅,近红外线可达皮下组织,远红外线只达表皮。表浅组织产热后通过热传导或血液传送可使较深层的组织温度升高,血管扩张,血流加速,并降低神经的兴奋性,因而有改善组织血液循环、增强组织营养、促进水肿吸收和炎症消散、镇痛、解痉的作用。

（2）临床应用：①适应证：软组织扭挫伤恢复期、肌纤维组织炎、关节炎、神经痛、软组织炎症感染吸收期、伤口愈合迟缓、慢性溃疡、压疮、烧伤、冻伤、肌痉挛、关节纤维性挛缩等；②禁忌证：恶性肿瘤、高热、急性化脓性炎症、急性扭伤早期、出血倾向、活动性结核,局部感觉或循环障碍者慎用。

（3）护理要点：①红外线照射眼睛可引起白内障和视网膜烧伤,故照射头面部或上胸部时应让病人戴深色防护眼镜或用棉花蘸水敷贴于眼睑上。②急性创伤 24～48 小时内局部不宜用红外线照射，以免加剧肿痛和渗血。③下列情况照射时要适当拉开照射距离，以防烫伤：a. 植皮术后；b. 新鲜瘢痕处；c. 感觉障碍者如老人、儿童、瘫痪病人。④治疗过程中病人不得随意移动，以防触碰灯具引起灼伤，医护人员应随时询问病人的感觉，观察局部反应。治疗中病人如诉头晕、心慌、疲乏无力等不适，应停止治疗并对症处理。⑤多次治疗后，治疗部位皮肤可出现网状红斑，以后会有色素沉着。

2. 可见光疗法

应用可见光治疗疾病的方法称为可见光疗法（Visible Light Therapy）。可见光能引起视网膜的光感，其波长为 400～760 nm，由红、橙、黄、绿、青、蓝、紫七色光线组成。

（1）治疗作用：适用于各种慢性损伤，如肌肉劳损、扭伤及牵拉伤等；各种慢性无菌性炎症，如腱鞘炎、滑囊炎等；用于治疗新生儿核黄疸，经蓝光照射后患儿黄疸消退，血清胆红素下降，排出绿色和深棕色的稀粪。工作原理为热效应和光化学效应。

（2）临床应用：适应征和禁忌征基本同红外线疗法。

（3）护理要点：照射时应避免直接照射眼睛，而给婴幼儿进行照射时需要注意体温。

3. 紫外线疗法

应用紫外线进行治疗疾病的方法称紫外线疗法（Ultraviolet Therapy）。紫外线又分为：长波紫外线：波长 320～400 nm，色素沉着、荧光反应作用强，生物学作用弱；中波紫外线：波长 280～320 nm，红斑反应最强，生物学作用最强；短波紫外线：波长 180～280 nm，对细菌和病毒的杀灭和抑制作用强。

（1）治疗作用：杀菌作用、消炎作用、促进维生素 D_3 的形成、镇痛作用、脱敏作用、促进组织再生、调节机体免疫功能、光敏作用等。

（2）临床应用：①适应证：紫外线疗法适用于风湿性疼痛、骨质疏松症疼痛、急性神经痛、急性关节炎、皮肤及皮下急性化脓性感染、感染或愈合不良的伤口、佝偻病、软骨病、银屑病、白癜风、变态反应性疾病（如支气管哮喘、荨麻疹）等；②禁忌证：恶性肿瘤、心肝肾衰竭、出血倾向、活动性肺结核、急性湿疹、红斑狼疮、光过敏性疾病、应用光敏药物（除光敏治疗外）等。

（3）护理要点：①照射时应注意保护病人及操作者的眼睛，以免发生电光性眼炎；②严密遮盖非照射部位，以免超面积超量照射。

4. 激光疗法

激光是受激辐射放大的光。激光既具有一般光的物理特性，又具有亮度高、单色性好、定向性强、相干性好等特点。应用激光治疗疾病的方法称为激光疗法（Laser Therapy）。

（1）治疗作用：①热效应；②机械效应；③光化学效应；④电磁效应。光的治疗作用随其能量的大小而不同。非破坏性的低能量激光主要有抗炎、镇痛、刺激组织生长、影响内分泌功能、调节神经及免疫功能等作用。高能量破坏性的激光主要用作光刀以供外科切割、焊接或烧灼之用。

（2）临床应用：①适应证：低强度激光用于皮下组织炎症、伤口愈合不良、慢性溃疡、窦道、口腔溃疡、脱发、面肌痉挛、过敏性鼻炎、耳软骨膜炎、带状疱疹、肌纤维组织炎、关节炎、支气管炎、支气管哮喘、神经炎、神经痛、外阴白色病变、女性外阴瘙痒等；②禁忌证：恶性肿瘤（光敏治疗除外）、皮肤结核、活动性出血、心肺肾衰竭等。

（3）护理要点：①烧灼治疗后应保持局部干燥，避免局部摩擦，尽量使其自然脱痂；②照射治疗时，不得直视光源，治疗时医务人员须戴护目镜，病人面部治疗时也应戴护目镜；③治疗过程中，医护人员应随时询问病人的感觉，以舒适温度为宜，并根据病人的感觉随时调整照射距离，病人不得随意变换体位，或移动激光管。

（三）磁疗法

应用磁场作用于人体治疗疾病的方法称为磁疗法（Magnetotherapy）。

1. 治疗作用

具有较好的止痛作用，对中枢神经系统的抑制作用，以及抗渗出和促进吸收的双重作用。对慢性和急性炎症均有一定的消炎作用。对自主神经功能有调节作用，对早期高血压有降压作用。

2. 临床应用

（1）适应证：软组织扭挫伤、血肿、神经痛、关节炎、神经衰弱、高血压、颈椎病、肩周炎、面肌抽搐、乳腺小叶增生、颞下颌关节炎、支气管炎、哮喘、视网膜炎、痛经等。

（2）禁忌证：高热、出血倾向、孕妇、心力衰竭、极度虚弱、皮肤溃疡等。

3. 护理要点

（1）眼部磁疗时，应采用小剂量，时间不宜过长。

（2）密切观察磁疗不良反应的出现。常见磁疗不良反应有头晕、恶心、嗜睡、失眠、心慌、治疗区皮肤瘙痒、皮疹、疱疹等。不良反应的发生率与磁场强度成正比，0.1 T 以下的磁场很少发生不良反应；发生不良反应后，只要停止治疗，症状即可消失。

（3）对老年、体弱、小儿、急性病、头部病变者一般均以小剂量开始，逐渐加大剂量。

（四）超声波疗法

频率高于 20 kHz 的声波超过人耳的听阈称为超声波。应用超声波治疗疾病的方法称为超声波疗法（Ultrasonic Therapy）。

1. 治疗作用

超声波的机械振动作用于人体时引起细微的按摩效应、温热效应、空化效应以及多种理化效应。具有缓解肌痉挛、软化瘢痕、镇痛，以及加强组织代谢、提高细胞再生能力、促进骨痂生长、消炎的治疗作用。

2. 临床应用

（1）适应证：瘢痕、注射后硬结、扭伤、关节周围炎、肌肉血肿、骨膜炎、肩周炎、腱鞘炎、强直性脊柱炎、坐骨神经痛等。

（2）禁忌证：急性化脓性炎症、严重心脏病、局部血液循环障碍、骨结核、椎弓切除后的脊髓部位、小儿骨骺部位、孕妇下腹部等禁用。头、眼、生殖器等部位慎用。常规剂量的超声波禁用于肿瘤。

（五）低温疗法

低温疗法（Cryotherapy）指应用低温治疗疾病的方法。低温疗法可分为两类：利用低于体温与周围空气温度、但在 0 ℃ 以上的低温治疗疾病的方法称为冷疗法；0 ℃ 以下的低温治疗方法称为冷冻疗法，其中-100 ℃ 以下的治疗为深度冷冻疗法。

1. 治疗作用

镇痛、止血、降低体温等。

2. 临床应用

（1）适应证：高热、中暑病人、脑损伤和脑缺氧、软组织损伤早期、鼻出血、神经性皮炎等。

（2）禁忌证：动脉血栓、雷诺病、系统性红斑狼疮、血管炎、动脉硬化、皮肤感觉障碍等。老年人、婴幼儿、恶病质者慎用。

（六）水疗法

应用水治疗疾病、进行功能康复的方法称为水疗法（Hydrotherapy）。天然水源（泉水、海水、河水等）是重要的疗养因子。

1. 治疗作用

液态的水可与身体各部位密切接触，传递理化刺激而产生治疗作用。

（1）温度作用：温水浴与热水浴可使血管扩张充血，促进血液循环和新陈代谢，使神经兴奋性降低，肌张力下降，疼痛减轻。热水浴有发汗作用；不感温水浴有镇静作用；冷水浴与凉水浴可使血管收缩，神经兴奋性升高，肌张力增强，精力充沛。

（2）机械作用：静水压可增强呼吸运动和气体代谢，可压迫体表静脉和淋巴管，促使血液和淋巴液回流，有利于减轻水肿。水的浮力可使浸入水中的身体部位受到向上的力的支托而漂浮起来，可减轻负重关节的负荷，便于活动和进行运动功能训练。缓慢的水流对皮肤有温和的按摩作用。水射流对人体有较强的机械冲击作用，可引起血管扩张，肌张力增高，神经兴奋性增高。

（3）化学作用：水是良好的溶剂，可以溶解许多物质。水中加入某种药物或气体时，对皮肤、呼吸道具有化学刺激作用，可使机体产生相应的反应。

2. 临床应用

（1）适应证：脊髓损伤、脑血管意外偏瘫、肩—手综合征、肌营养不良、骨折后遗症、骨折性关节炎、强直性脊柱炎、疲劳、类风湿关节炎、肥胖、神经衰弱等的辅助治疗。

（2）禁忌证：过高或过低温度浸浴疗法的禁忌证有动脉硬化（特别是脑血管硬化）、心力衰竭、高血压等。

（七）生物反馈疗法

反馈技术是指将控制系统的输出信号以某种方式返输回控制系统，以调节控制系统的方法。反馈控制技术常用于工程、电子技术，用于生物、医学的反馈技术称为生物反馈。应用电子技术和训练使人能对自己体内异常的不随意生理活动进行自我调节控制以治疗疾病的方法称为生物反馈疗法（Biofeedback Therapy）。

1. 治疗作用

在一般情况下，人对自己体内的生理活动是感觉不到、不能随意控制的，通过神经—体液途径进行自我调节以适应外环境的变化，保持体内环境的相对平衡。生物反馈疗法采用电子仪器将人体内肌电、血管紧张度、汗腺分泌、心率、脑电等不随意活动的信息转变为可直接感知的视听信号，再通过病人的学习和训练对这些不随意活动进行自我调节控制，改变异常的活动，使之正常化。

2. 临床应用

（1）适应证：神经系统功能性病变与某些器质性病变所引起的局部肌肉痉挛、抽动、不全麻痹，如咬肌痉挛、痉挛性斜颈、磨牙、面肌抽动与瘫痪、口吃、职业性肌痉挛、遗尿症、大便失禁等；焦虑症、恐怖症及与精神紧张有关的一些身心疾病；紧张性头痛、血管性头痛；高血压、原发性高血压、心律不齐；偏头痛；其他如雷诺病、消化性溃疡、哮喘、性功能障碍、抑郁症、失眠等。

（2）禁忌证：高血压、焦虑症、失眠、智力缺陷、处于精神分裂症急性期及患有不明病因疾病的患者不能使用，还包括 5 岁以下的儿童、不愿意接受该项治疗、训练过程中出现身体不适的患者也不能使用。

三、手法治疗

手法治疗包括西方的手法治疗和中国传统医学手法治疗，是通过手力治疗缓解病人的病痛的治疗方法。以下介绍西方手法治疗中应用最多的关节松动术（Joint Mobilization）。

1．概念

关节松动技术是指治疗者在关节活动允许的范围内完成的一种针对性很强的手法操作技术，属于被动运动范畴，操作时常选择关节的生理运动和附属运动作为治疗手段。

2．手法等级

关节松动技术将操作时的手法分为 4 级。①Ⅰ级：在关节活动范围的起始端做小幅度的、有节奏的振动。②Ⅱ级：在关节活动允许范围内，做大幅度的、有节奏的振动，但不接触关节活动的起始端和终末端。③Ⅲ级：在动作范围极限处抵抗组织的阻力，做大幅度的、有节奏的振动，每次均要接触到关节活动终末端。④Ⅳ级：在动作范围极限处抵抗组织的阻力，做小幅度的、有节奏的振动，每次均要接触到关节活动终末端。Ⅰ、Ⅱ级用于治疗因疼痛引起的关节活动受限，Ⅲ级用于治疗关节疼痛并伴有僵硬，Ⅳ级用于治疗关节因周围组织粘连、挛缩而引起的活动受限。

3．临床应用

（1）适应证：任何由力学因素（非神经性）引起的关节功能障碍；可逆性关节活动范围降低；由功能性关节制动引起关节内及周围组织粘连而造成的关节僵硬、关节活动范围受限等；脱位关节或关节内组织错乱的复位等。

（2）禁忌证：关节活动过度、外伤或疾病引起的关节肿胀、关节急性炎症、恶性疾病、严重骨质疏松、关节不稳定、关节骨折未愈合、急性神经根炎症或压迫、椎动脉供血不足。

第二节　作业治疗技术

一、概述

（一）定义

作业治疗（Occupational Therapy，OT）是康复医学的重要组成部分。世界作业治疗师联盟（World Federation of Occupational Therapists，WFOT）把作业治疗定义为：通过选择性的作业活动去治疗有身体或精神疾患的伤残人士，提高病人在生活各方面达到最高程度的功能水平和独立性。2001 年 WHO 颁布的《国际功能、残疾和健康分类》（*International Classification of*

Functioning, Disability and Health，ICF）将作业治疗的定义修改为：协助功能障碍的病人选择、参与、应用有目的和有意义的生活，以达到最大限度地恢复躯体、心理和社会方面的功能，增进健康，预防能力的丧失及残疾的发生，以发展为目的，鼓励他们参与及贡献社会。

（二）特点

作业治疗和运动疗法中功能锻炼的侧重点有所不同。运动疗法以恢复各关节的活动范围、增强肌力，以及提高身体的协调和平衡功能为主；作业治疗则是在运动疗法的基础上，强调恢复上肢的精细协调动作，以适应日常生活活动及工作、职业的需要，作业治疗不仅仅是功能锻炼的延续，而且是获得新的日常生活活动能力及职业能力的过程。

（三）目标

作业治疗的对象是所有作业功能有障碍的人，与传统医疗服务以有无疾病来界定服务对象略有不同。作业治疗的最终目标是：①维持病人现有功能，最大限度发挥其残存功能；②提高病人日常生活活动自理能力；③为病人提供职业前的技能训练，帮助其回归家庭和社会；④为病人设计及制作个体化的与日常生活及职业相关的各种自助器具；⑤通过适宜的作业活动训练，增强病人的自信心，促进其重返家庭和社会。

二、分类

（一）按作业治疗的名称分类

日常生活活动训练；手工艺作业；文书类作业；治疗性游戏作业；园艺作业；木工作业；黏土作业；皮工作业；编织作业；金工作业；制陶作业；工作装配与维修；认知作业；计算机操作、书法、绘画作业等。

（二）按治疗的内容分类

日常生活活动训练；工艺治疗；文娱治疗；园艺治疗；自助具、矫形器制作及训练和假肢训练；就业前功能评估和功能性作业活动等。

（三）按治疗目的和作用分类

用于减轻疼痛的作业；用于增强肌力的作业；用于增强肌肉耐力的作

业；用于改善关节活动范围的作业；用于增强协调性的作业；用于改善步态的作业；用于改善整体功能的作业；用于调节心理、精神和转移注意力的作业；用于提高认知能力的作业等。

（四）按作业治疗的功能分类

功能性作业治疗、职业作业治疗、心理性作业治疗、作业宣教和咨询、环境干预以及辅助技术等。

三、作业治疗的功能

（一）增加躯体感觉和运动功能

结合神经生理学疗法，以改善躯体的感觉和运动功能，如增加关节活动度、加强肌肉力量，改善身体协调性、平衡能力以及手指的精细功能等。

（二）改善认知和感知功能

用以提高大脑的高级功能，如定向力、注意力、认识力、记忆力、顺序、定义、概念、归类、解决问题、安全保护意识等。

（三）提高生活活动自理能力

通过生活活动自理能力的训练，矫形器及自助器具的使用，提高病人自行活动能力、自我照料能力、环境适应能力以及工具使用能力等。

（四）改善参与社会及心理能力

用以改善病人进入社会和处理情感的能力，如自我观念、价值、介入社会、人际关系、自我表达、应对能力等，帮助病人克服自卑、孤独、无助等心理，并且调动病人的积极性，参与到社会活动中去。

四、作业治疗的内容

（一）躯体性作业治疗

1．主要工作地点

普通医院（包括急诊、康复、门诊等部门）、康复中心、社区医疗中心及日间训练中心等。

2．服务对象

（1）伤残所致的功能障碍：包括骨折、关节损伤、颅脑及脊髓损伤，以及截肢、断肢再植等。

（2）神经肌肉系统疾病：如脑卒中、共济失调、进行性肌营养不良、帕金森病、脑瘫、老年痴呆、周围神经病损、脊髓灰质炎后遗症等。

（3）骨关节系统疾病：如风湿、类风湿关节炎、强直性脊柱炎、退行性骨关节炎、肩关节周围炎等。

（4）各种肿瘤的相对稳定期。

（5）其他：如肺心病、冠心病、糖尿病等。

3．工作内容

（1）促进机体功能的恢复：包括肌力、肌张力、耐力、关节活动范围、知觉、认知、柔韧性、协调性和灵敏性训练等。作业治疗师可通过作业活动条件的变化，要求病人在活动时必须完成相应的动作，使病人的肌力、关节活动范围、协调性、体力、耐力及平衡能力等方面得到提高。

（2）神经发育疗法：包括强制性运动疗法、运动再学习法、双侧上肢训练、镜像治疗等，促进中枢与肢体的正常发展。

（3）促进残余功能最大限度地发挥：通过安装假肢并训练等，使残余功能最大限度地发挥。还可以预防肌肉萎缩，减轻或预防畸形的发生，提高对疼痛的耐受力等。

（4）改善精神状况：减轻残疾者或病人的抑郁、恐惧、愤怒、依赖等心理异常和行为改变。

（5）提高日常生活活动能力：特别是在 ADL 训练中，可以提高病人的翻身、起坐、穿衣、进食、个人卫生、行走等生活自理能力。

（6）促进工作能力的恢复：病人要恢复正常生活和工作能力，必须经过一段时间的调整和适应，作业治疗则是恢复他们这方面独立性的好方法。

（二）社会心理性作业治疗

1．主要工作地点

精神病医院（包括急诊、康复、疗养及门诊等部门）、康复中心、社区中心及日间训练中心等。

2．服务对象

各种精神障碍及疾病，如精神分裂症、抑郁症、躁狂症、人格异常及其他心理障碍等。

3．工作内容

（1）改善病人的心理社交状态：作业治疗可以根据病人的不同情况将各种心理及社交技能或要求巧妙地贯穿到丰富多彩的活动中，对病人进行治疗。如对长期精神分裂症病人，作业治疗师可利用治疗性活动，培养其工作习惯，促进其恢复意志力，再学习已失去的生活自理能力及工作技能。

（2）利用行为疗法，减少不适当的社会行为，促进适当行为的发生。

（3）给予病人精神上的支持，减轻病人的不安与烦恼，或给病人提供发泄不良情绪的条件，如利用木工、皮革工艺等带有敲打动作的作业活动。在作业活动中，设法创造条件，与病人进行交流，这是一种特殊的心理治疗方法。

（4）对肢体伤残者提供心理支持性治疗：例如，对完全性脊髓损伤病人，就目前医学的发展水平，提供完全独立自主行走是不可能的，而病人都在极力期待着，表现出不安、急躁、抑郁、悲观等各种复杂的情绪，这个时期称为障碍适应时期，应及时给予相应的心理辅导。

（5）提供工作训练，促进工作能力的恢复。利用就业前功能评测，可帮助病人确定较合适的工种，增加就业机会。

（三）发育性作业治疗

1．主要工作地点

普通医院儿科、儿童医院（包括康复、疗养及门诊等部门）、儿童康复中心、儿童福利院及早期教育或训练中心。

2．服务对象

（1）学习行为异常。

（2）智力（认知）障碍。

（3）儿童发展障碍，例如孤独症、多动症、专注力失调等。

（4）脑瘫。

3．工作内容

（1）开展感知运动、感觉统合，进行认知训练、Bobath 疗法等功能训练，促进儿童及发育障碍患儿的正常发育。

（2）游戏及娱乐：在儿童的世界中寓治于乐，通过游戏及娱乐活动，恢复儿童应有的作业功能。

（3）引导式训练，促进儿童及发育障碍患儿学习能力的正常发展。

（4）设计、制造及应用支架和辅助器具。

（5）用特别设计的工艺、文书及肢体活动提高作业技能（如手部功能、读写能力等）。

（6）通过训练使患儿掌握因发展障碍而未曾掌握的日常生活技能。

（7）为年长儿童提供职前训练、工作训练。

五、常用的作业治疗方法

（一）日常生活活动

个人卫生（洗脸、刷牙、梳头、洗澡和如厕等）、进食（如端碗、持杯，用筷或刀叉、汤匙，抓拿或切割食品等）、床上活动（翻身、坐起、移动、上下床等）、更衣（穿脱衣裤和鞋袜等）、转移训练（如床和轮椅间的转移、轮椅和拐杖的使用等）以及站立、室内外步行、跨门槛、上下楼梯、乘公共汽车或骑自行车等。

（二）家务活动

具体方法有烹调配餐（如配备蔬菜，切割鱼、肉，敲蛋，煮饭和洗涤锅碗瓢盆等）、清洁卫生（如使用扫把、拖把、擦窗、整理物品、搬移物件等），其他如使用电器、购物、管理家庭经济以及必要的社交活动。

（三）生产性活动训练

利用生产性活动（如木工、金工、编织、制陶等）对病人进行训练，以达到改善功能目的。此项训练需要木工工具、金工工具、制陶工具及材料等。由于场地、材料的限制，综合医院很少应用。

（四）手功能训练

手功能训练是作业治疗的核心内容，通过功能性活动练习，以提高手的握力和捏力；通过双手协调、手眼协调和手内协调训练获得手部的正确控制和稳定运动，改善手的灵活性。手功能训练可用的设备及用具很多，日常生活用品皆可作为训练工具。基本用品包括橡皮泥、弹力带、握力计、捏力计、不同阻力的夹子、生产性活动工具、各种娱乐与休闲工具、插板、插件、套筒等。

（五）教育性技能活动

寓教于技能的活动训练，通常适用于儿童或感官残疾者。需具备必要的学习用具，包括各种图片、动物玩具和各种大小型的积木和玩具等。在受到教育的同时对具有感官障碍者还有知觉—运动功能的训练，如皮肤触觉和本体感觉（通过对关节肌肉的本体感受器进行刺激）训练、感觉运动觉（包括位置觉）的训练等。

（六）心理性作业活动

通过作业活动给病人以精神上的支持，减轻病人的不安和焦虑，或给病人提供一个发泄不满情绪的条件，主要包括各种球类活动在内的文体活动和园艺活动，常以集体的形式进行治疗。要设法创造条件，促进病人之间以及治疗师、家属与病人之间进行交流，这是一种特殊的心理治疗方法。如截瘫病人的射箭比赛、篮球比赛，偏瘫病人的郊游、游泳，截肢病人的羽毛球比赛，精神病病人的庭园管理（如种花、浇水、植树、锄地、拔草）等。活动设计需要充分调动病人参与活动的积极性，转移注意力，增强病人的自信心，主动参与社会活动。另外，还要充分掌握轮椅、假肢和各种支具的使用。只有熟练操纵以后才能融入园艺或娱乐活动中去。

（七）辅助器具配置和使用活动训练

辅助器具，是在病人进食、着装、如厕、写字、打电话等日常生活娱乐和工作中，为了充分利用残存功能、弥补丧失的功能而研制的一种简单实用帮助障碍者使之自理的器具。辅助器具大多是治疗师根据病人存在的问题予以设计并制作的简单器具，如防止饭菜洒落的盘挡；改造的碗、筷；协助固定餐具的防滑垫等；加粗改进型的勺、叉；帮助完成抓握动作的万能袖等。

（八）认知综合功能训练

对觉醒水平、定向力、注意力、认识力、记忆力、顺序、定义、关联、概念、归类、解决问题、安全保护、学习概括分别进行训练。如提高觉醒水平，可用简单的问题提问，或反复声音刺激等；每天进行空间、时间的问答，刺激提高病人的定向能力；帮助病人回忆熟悉的事物，可提高病人的记忆力；阅读书刊，能逐步使病人理解定义、概念等。

六、新技术及应用

随着科技的发展，近年来有许多新技术应用在作业治疗中，包括虚拟现实（Virtual Reality，VR）技术、上肢机器人技术及远程认知康复技术。

（一）VR 技术

VR 技术是用一个虚拟的系统模仿另一个真实系统的技术，是一种新兴且迅速发展的技术。它利用计算机的专业软硬件和外围设备，形成逼真的视觉、听觉、触觉、嗅觉，使用者能与虚拟世界进行体验和交互作用。虚拟现实技术已广泛应用日常生活活动训练、脑卒中病人的运动功能评定和训练、认知康复以及精神心理疾患康复等领域。

1. 日常生活活动训练

要求康复训练的环境和内容与真实生活密切相关，病人才能将训练习得的技能迁移运用到实际生活中。VR 技术在模拟真实生活场景，提供日常生活技能训练方面具有不可比拟的优越性，它可以提供丰富的作业场景，从而突破医院或者康复机构实际环境的限制。在虚拟环境中跟随计算机程序学习诸如倒茶、烹饪、打扫、购物等日常作业活动，可以保证训练的一致性和可重复性，提供了大量的实践机会，并降低错误操作导致危险的可能性。

2. 脑卒中病人的运动功能评定和训练

VR 技术应用的一个新领域就是脑卒中病人的康复，国内外许多研究组织已经利用虚拟现实技术，在该领域进行了许多研究，取得了一定的临床资料和治疗成效。

3. 认知康复

通过 VR 技术，结合各种软件，可以提供各种认知成分训练，例如注意力训练游戏、计算以及各种定向训练等。这种训练方式内容丰富，难度易于调节，并具有即时反馈的特点，使病人有更好的依从性，训练中更容易获益。有学者将一些认知评定的内容整合到 VR 技术中，使评定更容易进行，并且可以严格控制其他参数，保证评定的一致性和准确性。

4. 精神心理疾患的康复

虚拟现实技术能够容易地进行场景控制，因此治疗师能够根据病人需求控制活动场景，定制互动游戏，并调节相应的参数，虚拟一系列的治疗用环境，从而安全有效地进行康复训练。虚拟现实游戏可用于恐高症、幽闭恐惧症、飞行恐怖症、社交恐怖症患者，也可通过一系列的游戏，改善病人的焦虑和抑郁情绪。

（二）上肢机器人技术

外骨骼式上肢康复机器人是近年来应用于偏瘫病人上肢功能康复训练的新器材，此设备由一部甚至多部电机进行驱动，保证了机器人可动关节的独立运动，可使卒中偏瘫病人完成部分或全部分离运动的训练，使运动更为精确。在作业治疗的应用中主要体现在以下 4 个方面：①机器手臂可以为肌力较差的上肢提供重力补偿，为肌力 3 级以上的上肢提供阻力作用，并可以有针对性地进行特定关节单独训练或多个关节复合训练。②电脑多媒体系统结合平面及三维人机互动软件可以提供病人在多种环境下进行有益的、重复的、强烈的以及功能特定的运动训练。③多维空间的游戏活动综合了上肢的肌力、关节活动范围、眼手协调功能的共同训练，且活动的难度也可视病人的功能进步及时进行调节，极大提高了病人的依从性。④机器人辅助训练过程中，由于视觉、听觉的实时、针对性的反馈，让病人能及时看到自己的成绩，激发病人积极参与作业训练的兴趣。

（三）远程认知康复技术

远程康复（Telerehabilitation）也称之为电子康复（E-Rehabilitation）或在线康复（Online Rehabilitation），是指应用电脑交流和信息技术改善功能障碍者、残疾者享受康复服务的权利，支持独立的生活。这种电子康复服务包括远程监测、教育、环境控制、社区接入、评估与再训练，通过电子信息和交流技术，在一定距离传送医疗康复服务。一般包括下列三个部分：①通过电子交流系统，向治疗师、残疾者个人和家庭成员提供"正在进行"的康复教育和训练服务。②通过电子手段遥测康复进展和残疾的健康结局。③在一定距离通过由电子传送的策略与设备进行治疗干预。病人在家中即可通过宽频网络与治疗师进行视频交流及治疗，节省了交通时间和费用。按照参与者及实施场所的不同，远程康复大致分为如下几类：①家庭远程康复模式；②远程指导的家庭康复模式；③社区远程康复模式；④远程指导的社区康复模式。在作业治疗中的应用主要有以下两方面。

1. 电脑评估与训练软件

主要集中于注意力、记忆力、视空间能力、功能性语言交流、执行功能和解决问题能力改善方面的计算机评估与训练，改善认知障碍所致的日常生活问题，提高认知功能，满足病人日常生活活动的需要。认知康复软件包括认知、感知、教育、功能性技能训练、社区生活技能、训练等内容。例如，神经行为认知状态测试、Rivermead 知觉评估量表、第 3 版非词语智力测验、Rivermead 行为记忆检查、行为忽略测试等均可通过线上对病人进行评估。

2. 远程教育康复

结合当地社会生活发展的实际状况，将一些功能性活动编成软件、制成网页在互联网上发布，供病人及其家属模仿练习；也可作为基层社区专业人员继续教育之用。如在认知训练网站里，教育脑损伤病人如何使用银行柜员机，在超市里如何购买指定的商品等，模拟训练病人解决问题，改善执行功能。通过搜索引擎可以检索到从事这方面工作的相关网站和网页。

七、注意事项

必须根据病人功能障碍的特点选择适宜的作业治疗内容，即选择对躯体、心理和社会功能起到一定治疗作用的方法。因此，选择的内容具有明确的目的性和针对性。为了达到预期的训练效果，应严格掌握适应证和禁忌证。除此之外，不同的作业治疗方法还应注意一些特别的问题。如在进食期间病人应保持坐位、餐具用防滑垫固定。脑卒中病人患侧上肢可放在桌上，有助于稳定肘部。如有可能，可训练病人用患手使用饮食器皿，必要时应提供进食辅助用具。吃饭或饮水过程中若持续发生呛咳，应进行详细的吞咽功能评估。卧床的病人在床上应取半卧位，用有盖的水壶或双耳杯或吸管饮水比较容易。

作业治疗是从临床康复治疗向日常生活活动能力和社会劳动的过渡。因此，所选择的各种作业活动应具有现实性和实用性，符合病人生活的环境和社会背景，适应病人的文化教育背景和就业需求。尽可能根据病人的兴趣和患病前的职业内容选择适宜的作业治疗方法，以提高其主动参与性和趣味性，有助于其回归工作岗位。作业治疗应遵守循序渐进的原则。根据病人个体情况，对时间、强度、间歇次数等进行适当调整，以不产生疲劳为宜。必须详细记录作业治疗的医嘱、处方、进度、反应、病人完成能力和阶段性的评估及治疗方案。

第三节　语言与吞咽障碍治疗技术

一、语言治疗

（一）概述

语言治疗是指通过各种手段对有语言障碍的病人进行针对性的治疗，其目的是改善交流功能，使病人重新获得最大的沟通与交流能力。所采用的手段是言语训练，或借助于交流替代设备如交流板、交流手册、手势语等。

1. 适应证与禁忌证

凡是有语言障碍的病人都可以接受语言治疗，但由于语言训练是训练者（语言治疗师）与被训练者之间的双向交流，因此，对伴有严重意识障碍、情感障碍、行为障碍、智力障碍、重度痴呆或有精神疾病的病人，以及无训练动机或拒绝接受治疗者，语言治疗难以实施或难以达到预期的效果。

2. 治疗目标

（1）长期目标：根据评估结果推测病人最终可能达到的交流水平，包括恢复原来的工作或改变工作，参与社会活动、社区交往或回归家庭等。

（2）短期目标：将达到最终目标的过程分成若干阶段，逐步设定具体细致的目标，即根据失语症或构音障碍的不同类型、不同程度，选择合适的训练课题，设定可能达到的水平和预后所需的时间。

3. 治疗原则

（1）早期开始：语言治疗开始得愈早，效果愈好。

（2）及时评估：语言治疗前进行全面的语言功能评估，治疗过程中要定期评估。

（3）循序渐进：语言训练的过程遵循循序渐进的原则，由简单到复杂。

（4）及时反馈：强化正确的反应，纠正错误的反应。

（5）主动参与：治疗师与病人之间、病人与家属之间的双向交流是治疗的重要内容。

（二）失语症治疗

1. 治疗时机

开始实施语言治疗的条件是病人意识清醒、病情稳定、能够耐受集中训练 30 分钟左右。训练前应做语言评估，根据病人失语的类型及程度给予针对性的训练。尽管失语症病人发病后的 3～6 个月是言语功能恢复的高峰期，但临床发现发病后 2～3 年的失语症病人，只要坚持系统的、强化的言语治疗，仍然会有不同程度甚至明显的改善。

2. 治疗方法

（1）Schuell 刺激促进法：由 Schuell 创立，是 20 世纪以来应用最广泛的训练方法之一，是以对损害的语言系统应用强的、控制下的听觉刺激为基础，最大限度地促进失语症病人语言功能的恢复。Schuell 刺激促进法包括六个原则：①适当的语言刺激；②多种途径的语言刺激；③反复刺激提高其反应性；④刺激引起病人某些反应；⑤对病人正反应的强化；⑥矫正刺激。

（2）阻断去除法：同样的意思或内容用两个语言反应来处理时，通过没有障碍的语言来使有障碍的语言得到复活。

（3）程序学习法：此方法是把刺激的顺序等分成几个阶段，对刺激的方法、反应的强度进行严格限定。

（4）脱抑制法：用病人本身可能的功能（如唱歌等）来解除功能抑制的方法。

3. 失语症的对症治疗

（1）听理解训练：以 Schuell 刺激法为核心。根据病人听理解障碍的严重程度选择合适的训练课题。①语音辨识：让病人从事先录好的声音（每组一个或多个词语音，余为社会自然音：狗叫、鼓掌声、汽车鸣笛声等）

中分辨出词语音（一般从 2 选 1 逐渐增加）；②听词指图：治疗师将若干张图片摆放在桌面上，说出一个词语的名称，令病人指出所听到词语的图片。其顺序为高频名词→低频名词→任意名词→高频动词→低频动词→任意动词→高频动宾词组→低频动宾词组→任意动宾词组；③听词记忆广度扩展：用与②相似的方法，治疗师说出卡片的内容，让病人按先后顺序指出所听到的词语的图片，或用情景画、扑克牌等进行；④句篇听理解：以语句或短文叙述情景画的内容，令病人指出对应画面或让病人听一段故事后，再回答相关问题；⑤执行口头指令：先从简单的一步指令开始训练，如"张开嘴"，再逐渐增加到三步或更多指令。

（2）口语表达训练：包括以下几个方面。

1）言语表达技能训练：训练言语表达技能。方法是通过逐个地训练音素、字和词，最后结合成句子。训练病人发元音"a""u"和容易观察的辅音"b""p""m"。可以用压舌板帮助病人使其发音准确，要求病人对着镜子练习，有利于调整发音。

2）改善发音灵活度的训练：对于发音缓慢费力的病人，可以让其反复练习发音，如发"pa、pa、pa""ta、ta、ta""ka、ka、ka"，然后过渡到发"pa、ta、ka"，反复练习。

3）命名训练：进行听觉训练、图片与文字卡匹配作业，然后用图片或实物让病人呼名。如有困难，可给予词头音、姿势语、选词等提示；亦可利用关联词（成语、谚语、诗词等）引导。如病人不能命名"伞"，可以采用手势、口型、词头音或利用上下文的方式进行提示，如可以对他说"外面下雨，要带……"，经过几次提示，常可获得满意效果。

4）扩大词汇的训练：通过词语复述、图片—词语匹配等作业扩大词汇，也可应用反义词、关联词、惯用语等鼓励病人进行口头表达，如男—女，冷—热、饭—菜、跑—跳等。

5）复述训练：根据病人复述障碍的程度进行直接复述（单音节、单词、词组、短句、长句等）、看图或实物复述、延迟复述、重复复述等。

6）描述训练：给病人出示有简单情景的图片，让病人描述。

7）日常生活能力交流训练：将训练的单词、句子应用于实际生活。如提问"杯子里装着什么东西？""你口渴时，会怎样？"重症病人进行交流能力训练时应运用代偿手段且必须训练病人正确使用，包括姿势语言（如手势、点头、摇头等）训练和交流板的应用。

（3）阅读理解和朗读训练：根据病人的功能水平（视觉匹配水平、词语水平、语句及篇章水平），选择适当的阅读和朗读内容。

（4）书写训练：对于失写病人，训练时要循序渐进，训练顺序为临摹、抄写、自发性书写（看图书写、听写、功能性书写等）。书写训练中，可根据病人情况，选择不同的书写训练内容，如数或词书写、命名书写、便条书写、信件书写、作文等。

4．训练注意事项

（1）时间安排：每日的时间安排应根据病人的具体情况而定。短时间、高频率的训练比长时间、低频率的训练效果好。

（2）注意疲劳：密切观察病人，一旦有疲劳迹象，应及时调整时间和变换训练项目或缩短训练。

（3）训练目标要适当：每次训练开始时从病人容易的课题入手，令其获得成功感，从而激励进一步坚持训练。对那些过分自信的病人可提供稍难一些的课题进行尝试，以加深其对障碍的认识。

（三）构音障碍的治疗

构音障碍治疗侧重于异常的言语表现。按评估的结果选择治疗顺序，一般情况下，按呼吸、喉、腭和腭咽区、舌、唇、下颌运动逐个进行训练。构音器官评估所发现的异常部位，便是构音运动训练的出发点，多个部位的运动障碍要选择几个部位同时开始。构音运动改善后，可以开始构音的训练。对于轻中度障碍的病人，训练以自身主动练习为主；对于重度障碍的病人，由于病人自主运动较差，应以治疗师采用手法辅助治疗及训练使用交流辅助系统为主。

1．呼吸训练

呼吸训练是改善发声的基础。呼吸训练可采取的体位有：①仰卧位平静呼吸；②过渡状态平静呼吸；③坐位平静呼吸；④站立位平静呼吸。常用的训练包括：①增加呼气时间的训练。治疗师数1、2、3时，病人吸气，然后数1、2、3憋气，再数1、2、3病人呼气，以后逐渐增加呼气时间直至10秒。呼气时尽可能长时间地发"s""f"等摩擦音，但不出声音，经数周的练习，呼气时发音达10秒，并维持这一水平。②呼出气流控制训练。继续上述练习，在呼气时摩擦音由弱至强，或由强至弱，加强和减弱摩擦音强度；在一口气内尽量做多次强度改变。指导病人感觉膈部的运动和压力，这表明病人能够对呼出气流进行控制。也可以让病人在数 1、2、3、4、5 时改变发音强度。

2．放松训练

痉挛性构音障碍的病人往往有咽喉肌群紧张，同时肢体肌肉张力也增高，通过放松肢体的肌紧张可以使咽喉部肌群也相应地放松。放松训练的顺序应由下肢到躯干到上肢，最后是头颈部。

3．语音训练

对伴有口颜面失用和言语失用的病人，在语音训练时需做下述两方面的练习：①由构音器官的自发运动引发自主运动，言语治疗师画出口形图，告诉病人舌、唇、齿的位置以及气流的方向和大小，以纠正口颜面失用。②嘱病人模仿治疗师发音，包括汉语拼音的声母、韵母和四声。原则为先发元音，如 "a" "u"，然后发辅音，先由双唇音开始如 "b" "p" "m"，能发这些音后，将已学会的辅音与元音结合，如 "ba" "pa" "ma" "fa"，熟练掌握以后，采取元音＋辅音＋元音的形式继续训练，最后过渡到训练单词和句子。痉挛性构音障碍病人的喉运动异常主要是内收增强，而弛缓性则相反，内收减弱。可根据病人具体情况选择训练。

4．减慢言语速度训练

构音障碍的病人可能表现为可以发出绝大多数音，但由于痉挛或运动的不协调，使多数音发成歪曲音或韵律失常。利用节拍器控制言语速度，由慢开始逐渐加快，病人随节拍器发音可以明显增加言语清晰度。

5．音辨别训练

音的分辨能力训练首先要让病人能分辨出错音，可以通过口述或放录音，也可以采取小组训练的形式，由病人说一段话，让其他病人评议，最后由治疗师纠正。

6．克服鼻音化训练

鼻音化构音是由于软腭运动减弱、腭咽部不能适当闭合而将非鼻音发成鼻音，这种情况会明显降低音的清晰度，使对方难以理解。可采用引导气流通过口腔的方法进行训练，如吹蜡烛、吹喇叭、吹哨子等。另外也可采用"推撑"疗法：让病人两手掌放在桌面上向下推，或两手掌放在桌面下向上推，在用力的同时发"啊"音，可以促进腭肌收缩和上抬。另外发舌根音"卡"也可用来增强软腭肌力，促进腭咽闭合。

7. 韵律训练

由于运动障碍，很多病人的言语缺乏语调和重音变化，表现为音调单一、音量单一和节律异常。可借助电子琴等乐器让病人随音的变化训练音调和音量；借助节拍器让病人随节奏发音，纠正节律。

8. 音节折指法训练

病人每发一个音，健侧一个手指弯曲，音速与屈指的速度一致。使病人通过自身的本体感觉及视觉建立较好的反馈通路，改善说话方式，实现自主控制说话，提高说话的清晰度。适用于痉挛性、运动失调性、弛缓性构音障碍。

9. 非言语交流方法的训练

重度构音障碍的病人由于言语功能的严重损害，即使经过语言治疗其言语交流也是难以进行的，为使这部分病人能进行社会交流，语言治疗师可根据每个病人的具体情况和未来交流的实际需要，选择设置替代言语交流的一些方法并予以训练。目前国内常用且简单易行的有图画板、词板、句子板等。图画板上画有多幅日常生活活动的画面，对于文化水平较低和失去阅读能力的病人会有所帮助；词板、句子板适用于有一定文化水平和运动能力的病人。

二、吞咽障碍治疗

（一）治疗目的

吞咽障碍的治疗主要是恢复或改善病人的吞咽功能，增加进食的安全，减少食物误咽、误吸入肺的机会，减少吸入性肺炎等并发症发生，提高身体的营养状况。

（二）治疗方法

1. 营养方式改变

吞咽障碍病人需要首先解决的问题是营养。如病人不能安全经口摄取足够营养，应考虑改变营养方式。如无禁忌的情况下，推荐使用肠内营养，肠内营养除经口进食外，经鼻胃管喂食也是常用的方法，近年来，间歇性经口胃管喂食的应用逐渐增多。间歇性经口胃管喂食是指进食时经口插胃管，非进食时拔除管道的进食方法，其主要特点为间歇性。此方法可使消化道保持正常的生理结构，促进吞咽功能的恢复，手法简单、安全，且不会对皮肤黏膜造成压迫，避免长期置管所致的打嗝及反流性疾病等并发症，不影响病人的吞咽训练及日常活动。

2．摄食训练

吞咽障碍病人进食应以安全为主，并结合以下要求进行摄食训练。

（1）进食体位：一般让病人取半卧位，躯干抬高约 30°，头部前屈，辅助者位于病人健侧。此时进行训练，食物不易从口中漏出，有利于食团向舌根运送，还可以减少向鼻腔逆流及误咽的危险。严禁在水平仰卧及侧卧位下进食。

（2）进食姿势：吞咽时还要注意选择合适的进食姿势改善或消除吞咽误吸症状，主要的吞咽姿势有转头吞咽、侧头吞咽、低头吞咽及仰头吞咽。

（3）食物的性状和质地：应根据吞咽障碍的程度及阶段，本着先易后难的原则来选择，容易吞咽的食物其特征为密度均一，有适当的黏性，松散且爽滑，通过咽及食管时容易变形，不在黏膜上残留。

（4）一口量和进食速度：即最适于吞咽的每次摄食入口量，正常人液体为 1～20 ml，浓稠泥状食物 3～5 ml，布丁或糊状 5～7 ml，固体 2 ml。对病人进行摄食训练时，如果一口量过多，会从口中漏出或引起咽部残留导致误咽；过少，则会因刺激强度不够，难以诱发吞咽反射，确认前一口已吞完，方可进食下一口。如病人出现呛咳，应停止进食。

（5）气道保护手法：根据病人的吞咽情况，在进食过程中，选择性应用气道保护手法。

（6）注意事项：要培养良好的进食习惯，最好定时、定量，能坐起来就不要躺着，能在餐桌上就不要在床边进食。有以下情况时，病人暂时不宜经口进食：①昏迷状态或意识尚未清醒；②对外界的刺激迟钝，认知严重障碍；③吞咽反射、咳嗽反射消失或明显减弱；④处理口水的能力弱，不断流涎，口部功能严重受损。

3．吞咽器官运动训练

旨在加强唇、舌、下颌的运动及面部肌群的力量及协调，从而提高吞咽的生理功能，包括唇、舌、下颌、软腭等吞咽相关器官的肌肉在正常生理运动范围内循序渐进式地训练。训练过程可根据病人的能力借助一些小工具，如舌肌康复器、压舌板、舌压抗阻反馈训练仪等进行被动或抗阻训练。Masako 训练法及 Shaker 训练法是常用的吞咽运动训练方法。

4．吞咽器官感觉训练

旨在帮助改善口腔器官的感觉及口周、舌的运动功能。感觉训练技术包括：①触觉刺激。用手指、棉签、压舌板、电动牙刷等刺激面颊部内外、唇周、整个舌部等，以增加这些器官的敏感度。②舌根及咽后壁冷刺激与空吞咽。咽部冷刺激是使用棉棒蘸少许冷冻的水，轻轻刺激腭、舌根及咽后壁，然后嘱病人做空吞咽动作。③味觉刺激。用棉棒蘸不同味道的果汁或菜汁（酸、甜、苦、辣等），刺激舌面部味觉，增强味觉敏感性及食欲。嗅觉刺激、K 点刺激、振动训练、气脉冲感觉刺激训练等也是常用的感觉训练方法。

5．气道保护手法

一组旨在增加病人口、舌、咽等结构本身运动范围，增强运动力度，增强病人对感觉和运动协调性的自主控制，避免误吸、保护气道的徒手操作训练方法。气道保护手法主要包括：保护气管的声门上吞咽法和超声门上吞咽法；增加吞咽通道压力的用力吞咽法；延长吞咽时间的门德尔松吞咽法等。此法需要一定的技巧和多次锻炼，应在吞咽治疗师指导和密切观察下进行。

6．电刺激

利用低频电刺激咽部肌肉，可以改善脑损伤引起的吞咽障碍。神经肌肉电刺激疗法是其中最常用的电刺激方法，包括刺激完整的外周运动神经来激活所支配肌肉的电刺激（如经皮神经电刺激疗法）以及直接激活去神经支配的肌肉纤维的电刺激（如手持式感应电刺激）两种。主要治疗目标是强化无力肌肉及进行感觉刺激，帮助恢复喉上抬运动控制、延缓肌肉萎缩、改善局部血流。

7．表面肌电生物反馈训练

可通过表面电极监测肌肉活动，为病人提供肌肉收缩力量大小和时序的视觉提示，并通过肌电声音、波形反馈、语言提示，训练病人提高吞咽肌群的力量和协调性。

8．球囊扩张术

此项技术主要是通过脑干神经反射弧和大脑皮质及皮质下中枢的神经

调控发挥作用。现已发展经口、经鼻两种途径扩张，有主动、被动扩张之分，常用于神经源性吞咽障碍，如脑干损伤所致环咽肌功能障碍，也可用于头颈部肿瘤放疗术后所致的环咽肌良性狭窄。此项技术相当安全可靠，成本低廉，操作简单，病人依从性高，大量临床循证实践表明疗效肯定。

9. 通气吞咽说话瓣膜技术

在气管切开病人中，于气管套管口安放一个单向通气阀，吸气时瓣膜开放，吸气末瓣膜关闭，呼气时气流经声带、口鼻而出，改善吞咽和说话功能。它有助于恢复语言交流能力，改善咳嗽反射，减少误吸，提高嗅觉、味觉功能，提高呼吸功能。

10. 辅助器具口内矫治

口腔辅助器具适用于舌、下颌、软腭等器质性病变的手术治疗，口腔器官受损或双侧舌下神经麻痹导致软腭上抬无力，影响进食吞咽功能的病人。可应用腭托等代偿，这些辅助器具需要与口腔科合作制作。

11. 手术治疗

对于环咽肌不能松弛，保守治疗无效的病人，采用环咽肌切断术；对于喉上抬不良的病人，可施行甲状软骨上抬、下颌骨固定术或舌骨固定术；对于软腭麻痹导致鼻咽闭锁不能，吞咽时食物逆流进入鼻腔的情况，可施行咽瓣形成手术，以加大吞咽的压力。

第四节　康复辅助器具

辅助器具是指病、伤、残病人使用的，用于防止、补偿、减轻或抵消残疾的各种产品、器具或设备。其作用为提高运动功能，减少并发症，提高生活自理能力，提高学习和交流能力，增加就业机会，提高病人的生活质量，减轻社会负担。本节主要介绍矫形器、助行器、假肢和轮椅。

一、矫形器

矫形器（Orthosis）是指在人体生物力学的基础上，作用于躯干、四肢、踝足等部位的体外附加装置。由于需要矫形器的部位和作用差别很大，矫形器制作的针对性很强，需要根据病人的实际情况制定处方。

（一）基本功能

1．稳定和支持

限制关节异常活动，保持关节稳定，恢复其承重功能，发挥良好的运动功能。如小儿麻痹（脊髓灰质炎）后遗症、下肢肌肉广泛麻痹病人可以使用膝踝足矫形器来稳定膝、踝关节，以利步行。

2．固定和保护

固定和保护病变肢体及关节，防止畸形、挛缩和促进组织愈合。如骨折后的各种固定矫形器。

3．预防、矫正畸形

应以预防为主。因软组织病变及肌力不平衡引起骨关节畸形，可通过矫形器预防及纠正畸形。多作用于儿童，儿童生长发育阶段由于骨关节生长存在生物可塑性，矫形效果较好。

4．减轻轴向承重

矫形器可以部分承担体重，减轻肢体或躯体负荷。如坐骨负重矫形器，可使下肢免除负重，恢复行走功能。

5．抑制站立、步行中的肌肉反射性痉挛

如踝足矫形器用于脑瘫病人，可以防止步行中出现痉挛性马蹄内翻足，改善步行能力。

6．改进功能

如各种帮助手部畸形病人改进握持功能的腕手矫形器。

（二）分类

矫形器分为固定式矫形器和功能性矫形器两大类。前者主要用于矫形和保护，后者主要是发挥残留肢体的功能。按照治疗部位分类如下。

1．上肢矫形器

包括肩关节矫形器、肘关节矫形器、腕关节矫形器和手部矫形器等，材料及工艺要求轻便灵活。使用目的在于为患侧上肢提供牵引力，控制异常活动，纠正畸形，扶持部分瘫痪肢体，完成精细动作及日常生活活动。

2. 下肢矫形器

包括髋关节矫形器、膝关节矫形器、踝足矫形器等。下肢的功能是负重和行走，因此下肢矫形器的主要作用是减少负重，限制活动，替代肢体功能，维持下肢稳定性，改善站立和行走，预防及纠正畸形。

3. 脊柱矫形器

包括头颈部矫形器（HCO），颈部矫形器（CO），颈胸部矫形器（CTO），颈胸腰骶部矫形器（CTLSO），胸腰骶部矫形器（TLSO）及腰骶部矫形器（LSO）。脊柱的功能是支持躯干，保持姿势，因此脊柱矫形器的作用是固定躯干，矫正不良姿势，预防及纠正畸形。

（三）使用方法

1. 矫形器的康复处方

经专业的康复治疗人员结合病人的病史、躯体功能评估结果、辅助器具评估（种类、尺寸、配件及特别改制部分等）以及环境评估状况，由治疗师制订矫形器康复处方，主要包括病人的基本信息、矫形器使用的目的、功能要求、品种、材料、尺寸、固定范围、体位、作用力的分布及使用时间等。

2. 矫形器佩戴前后的功能训练

康复治疗组综合病人的整体情况制订个体康复训练方案。佩戴前以增强肌力，改善关节活动范围和协调功能，消除水肿为训练目标；在正式使用前，要进行试穿，并调整对位对线、动力装置等结构，使病人学会穿脱矫形器，在穿上矫形器后进行一系列的功能活动和日常生活活动训练。对长期使用矫形器的病人，应每 3 个月或半年随访一次，了解矫形器的使用情况、动力装置及病情变化，根据功能要求及时修改和调整矫形器。

二、助行器

助行器（Walking Aids）指辅助人体支撑体重，保持平衡和行走的工具。主要用于一侧下肢缩短、一侧下肢不能支撑行走、步态异常等行走不稳的病人。

（一）手杖

为单手扶持帮助行走的工具。根据结构和功能，可分为单足手杖、多足手杖、直手杖、可调式手杖、带坐式手杖、多功能手杖和盲人用手杖等。①单足手杖一般采用木材或铝合金制成，适用于握力好、上肢支撑能力强的病人，如偏瘫病人的健侧等；②多足手杖包括三足或四足，支撑面较广而且稳定，多用于平衡能力及肌力差、使用单足手杖不够安全的病人。

（二）拐杖

拐杖有普通拐杖、折叠式拐杖、前臂杖、腋杖和平台杖等。前臂杖适用于握力较差、前臂力量较弱，但又不必使用腋杖者；腋杖较稳定，适用于截瘫或外伤严重的病人；平台杖主要用于手关节严重损害的类风湿病人或手有严重损伤不能负重者，由前臂负重。

确定腋杖长度的方法：身长减去 41 cm 的长度即为腋杖的长度。站立时大转子（股骨颈与体连接处上外侧的方形隆起的地方）的高度即为把手的位置。或让病人站立，肘关节屈曲 25°～30°，腕关节背伸，小趾前外侧 15 cm 处至背伸手掌面的距离即为手杖的长度。

（三）助行器分类

助行器是用来辅助下肢功能障碍者（如偏瘫、截瘫、截肢、全髋置换术后等）步行的工具。主要有保持平衡、支撑体重和增强肌力的作用。常见的有框架式（两轮、三轮、四轮式）助行器、截瘫助行器、交替式助行器等。

1. 框架式助行器

框架式助行器可支撑体重，便于病人站立和行走，其支撑面积大，故稳定性好。使用时，病人两手扶持左右两侧，于框架当中站立和行走。临床常用的有：①固定型。用于下肢损伤或骨折不能负重病人。双手提起两侧扶手同时向前置于地面代替患足，然后健肢迈步。②交互型。体积小，无脚轮，可调节高度。使用时先向前移动一侧，然后再移动另一侧，如此来回移动前行。适用于立位平衡差，下肢肌力差的病人及老年人。③两轮型。适用于上肢肌力差，单侧或整个提起步行器较困难者。前轮着地，步行时只要向前推即可。④助行椅。助行椅由四个轮子、座面及平衡框架组成，移动性强，座面可以坐位休息，适合行动不便的老年人、关节疼痛和运动损伤的病人行走。⑤台式助行器。由万向轮、平衡管、弧形胸托和扶手组成，移动容易，高度可调，可把前臂置于胸托上，双手抓握扶手。适用于偏瘫病人及步态不稳的老年人。使用时注意身体与地面保持垂直，以防摔倒。

2．截瘫助行器

根据病人截瘫的具体情况制作配置。当病人重心转移时，在位于大腿矫形器内侧的互动铰链装置作用下，瘫痪肢体能够前后移动。适用于 T_{10} 或 T_{10} 以下完全性截瘫或部分高位不完全性截瘫病人。

3．交替式助行器

最早用于无行走能力的高位截瘫病人的助行器。适用于各种原因所致的 T_4 以下完全性或更高节段不完全性脊髓损伤病人，辅助截瘫病人实现独立行走的目的。

三、假肢

假肢是用于弥补因先天性肢体缺损和后天性伤病截肢所致的肢体部分或全部缺失的人工肢体。

（一）上肢假肢

上肢是进行日常生活和精细活动的主要器官，所以上肢假肢的基本要求为外观逼真、动作灵活、功能良好、轻便耐用、穿脱方便。

1．康复评定

残肢有无畸形、有无神经瘤，皮肤是否完整、有无溃疡创面感染、有无瘢痕，关节活动范围是否受限以及肌群肌力是否良好等，在安装假肢前先对上述情况进行适当处理。其次，残肢长度测量要准确，因为残肢的长度直接影响到假肢的安装及装配后的功能恢复。

（1）截指与部分手的截肢：可装配假手指以弥补缺损，改善外观。有些拇指缺损或食、中、环、小指的残缺应积极装配部分手假肢或同作用的对掌物以改善功能。对某些戴上假手指不但不能改善外观，而且会妨碍手功能的缺指者，应劝病人不必安装。

（2）腕关节离断：可装配索控式假手或钩状手，应用双层插入式接受腔或开窗加盖式接受腔，假肢依靠腕部的膨大部位进行悬吊。假肢可以随着残肢进行旋前、旋后活动，因此不另设腕关节旋转机构。

（3）前臂截肢：肘下保留 15 cm 左右的长度，较适合机电假手或机械假手的安装，且功能恢复满意。若肘下短于 6 cm，假肢安装较困难，且稳定性差，功能恢复也差。同时保留肘关节很重要，即使前臂残端短至 3～5 cm，安装假肢的效果也比肘上截肢好。

（4）肘关节离断：其结构、功能与上臂假肢相近，不同之处是肘关节铰链装配在肘的两侧，接受腔可以依靠肱骨髁进行悬吊，有较好的假肢悬吊和控制接受腔旋转的功能。

（5）上臂截肢：最好保留 18 cm 左右的长度，如是高位上肢截肢，应尽量保留肱骨头，以便保留肩部外形，有利于假肢的稳定性及功能恢复。

（6）肩关节离断：适合装配装饰性假肢。

2. 康复训练

主要包括：①穿戴假肢（手）前的训练。当截肢手为利手时，首先要进行更换利手的训练。先从日常生活活动开始，然后过渡到手指的精细协调动作训练，最终使截肢侧能完全替代利手的功能；②穿用假肢（手）的训练。首先教会病人认识上肢假肢的名称和用途。其次学会穿脱和使用假肢。如果是前臂假肢，应教会病人前臂的控制和机械手的使用。如果是上臂假肢，还要学会前臂和手的控制、肘关节屈曲，开启肘锁和肩关节的回旋。如果是钩式能动手，还要指导病人训练抓控和释放动作，再进一步指导病人日常生活能力。

（二）下肢假肢

下肢的主要功能是承重、平衡、站立和步行。功能良好的下肢假肢除了外观逼真、轻便耐用、操纵简便以外，还应具有适合的长度、良好的承重功能和生物力线，以保证截肢病人安装假肢后步行平稳，步态良好。

1. 康复评定

主要包括身体功能评估，如皮肤情况、残肢畸形及程度、残肢长度测量、残端形状、关节活动范围、肌力检查和神经瘤情况等。

（1）皮肤情况：有无感染、溃疡、窦道及骨残端粘连的瘢痕。如皮肤条件不好，应积极治疗，情况稳定好转后再进行安装；糖尿病引起皮肤溃疡者，应先有效控制血糖，否则不宜安装假肢。

（2）残肢畸形及程度：残肢关节有无畸形及关节活动范围如何，负重力线是否良好等。如残肢关节严重畸形或假肢负重力线不良的病人则不适合安装假肢，否则将会影响步态，不能顺利行走，甚至导致脊柱侧弯，腰背疼痛。

（3）残肢长度测量：膝下截肢长度的测量是从胫骨平台内侧至残端；膝上截肢测量是从坐骨结节至残端。理想的膝下截肢长度为 15 cm，膝上截肢为 25 cm 左右。

（4）残端形状：传统截肢的残端为圆锥形，现已不采用。目前采用更为合理的圆柱形残端，并配合新型的假肢接受腔，更有利于假肢的功能恢复，效果更佳。

（5）关节活动范围：有无关节挛缩及关节活动范围的改变，尤其是髋关节和膝关节。应尽早进行关节活动范围训练，以防关节活动范围严重受限，影响假肢安装。

（6）肌力：主要检查维持站立肌群和行走肌群的肌力情况。如臀大肌、臀中肌、髂腰肌和股四头肌等。主要肌群肌力小于 3 级者，不宜佩戴假肢。

（7）神经瘤：主要检查神经瘤的有无、大小、部位、疼痛程度等。必要时，手术切除后再安装假肢。

2．康复训练

（1）临时假肢康复训练：为了帮助截肢病人早日康复，近年来多主张早期（一般在截肢术后 2 周，拆线后）即可安装临时假肢。主要训练内容包括：①穿脱临时假肢训练；②平衡训练，包括在平行杠内进行单足或双足站立保持平衡训练；③迈步训练，开始从假肢侧迈半步负重，逐渐过渡到整步负重，然后假肢负重，再训练健侧迈步；④侧方移动训练；⑤上下阶梯及坡道训练。

（2）永久性假肢的安装及康复训练：通过临时假肢的系统训练后，残肢已良好定型，身体的平衡性、灵活性及步态均较满意的情况下，即可装配永久性假肢。一般在临时假肢应用后的 2~3 个月内，根据病人的情况进行调整。该阶段主要针对永久性假肢进行适应性训练，强化下肢的肌力和运动功能，加强平衡功能、协调功能以及步态的训练。主要训练内容包括：①穿脱假肢训练；②起坐和站立训练；③平行杠内训练；④实用性动作训练。

四、轮椅

（一）临床应用

1.适用对象

（1）步行功能严重减退的病人，如截肢、骨折、瘫痪和疼痛。

（2）遵医嘱禁止走动的病人。

（3）脑性瘫痪的病人，障碍程度严重不能走路的脑瘫病人，如果无须卧床，改为坐轮椅。

（4）老年人通过轮椅代步，增加日常活动，增强心肺功能，改善生活质量。

（5）肢体残缺者。

2.种类

根据不同的残损部位及残留的功能，轮椅分为普通轮椅、电动轮椅和特殊轮椅。普通轮椅一般由轮椅架、轮、刹车装置、坐垫、靠背五个部分组成。特殊轮椅根据不同的需要又分为站立式轮椅、躺式轮椅、单侧驱动式轮椅、电动式轮椅和竞技式轮椅。

（二）选择指标

根据不同病人残损的程度及保留的功能，轮椅的选择也不同。

1.座位高度

坐下时，膝关节屈曲 90°，测量足跟至腘窝的距离，一般为 40～45 cm。如果座位面太高，则轮椅不易推入桌面下；太低，则病人的坐骨结节承受压力太大。

2.座位宽度

测量坐下时两侧臀部最宽处之间的距离再加上 5 cm，为座位的最佳宽度，即坐下后臀部侧边各有 2.5 cm 的空隙。当座位太宽时不易坐稳，操纵轮椅不便，肢体易疲劳；过窄则病人坐起不便，臀部及大腿组织易受压迫。

3.座位长度

测量坐下时后臀部向后最突出处至小腿腓肠肌之间的距离并减去 5～6.5 cm，为座位长度，即乘坐轮椅时小腿后方上段与坐席前缘之间应有 5～

6.5 cm 的间隙。座位太短，体重落在坐骨结节上，局部易受压过重；座位过长，则会压迫腘窝，影响局部血液循环，并且容易磨损皮肤。

4．扶手高度

坐下时，上臂垂直，前臂平放于扶手上，测量椅面至前臂下缘的高度再加 2.5 cm 为扶手高度。如使用坐垫，还应加上坐垫高度。扶手太高时上臂被迫上抬，容易疲劳；扶手太低，需要前倾上身才能维持平衡，长期维持这种姿势不仅容易疲劳，有时还会影响呼吸。

5．靠背高度

靠背越高，越稳定；靠背越低，上身及上肢的活动就越大。①低靠背：测量座位面至腋窝的距离，再减去 10 cm；②高靠背：测量座位面至肩部或后枕部的实际高度。

6．足托高度

足托高度与座位高度有关。安全起见，足托至少应与地面保持 5 cm 的距离。

7．坐垫

为预防压疮，可在靠背上和座位上放置坐垫。

8．其他辅助件

为满足特殊病人需要而设计，如增加手柄摩擦面，车闸延伸，防震装置，扶手安装臂托及轮椅桌，方便病人吃饭、写字等。

（三）操作技巧

自行推动轮椅的病人，如要在社区附近通行，除了要熟练掌握在平地上自行推动轮椅的方法外，还要学会后轮平衡术，以方便上人行道，也可应用于上坡。具体方法为：①准备姿势和动作。头微后仰，上身挺起，两臂拉后，手肘屈曲，手指紧握后轮轮环，拇指按在轮胎上，然后轻轻向后拉起，瞬间用力向前推，小轮便会离地。②保持平衡。轮椅前倾时，后仰上身，推动前轮环；轮椅后退时，前倾上身，拉后轮环。

第五章　康复护理的基本技术

第一节　体位摆放及体位转移

一、体位摆放

体位摆放是指根据治疗、护理以及康复的需要对病人所采取并能保持的身体姿势和位置。体位摆放是康复护理工作中的重要组成部分，应根据疾病特点协助并指导病人保持良好姿位。

体位摆放的目的是预防或减轻痉挛和畸形的出现，保持躯干和肢体的功能状态，预防并发症及继发性损害的发生。常用的体位摆放技术包括脑损伤病人和脊髓损伤（高位）病人抗痉挛体位摆放、骨关节疾病病人的功能位及烧伤病人抗挛缩体位摆放等。

（一）体位摆放方法

1. 脑损伤病人抗痉挛体位摆放

脑损伤后病人常常会出现上运动神经元综合征，表现为痉挛、肌力减退以及各种主动运动控制和协调能力的受损等。过度的痉挛会造成关节挛缩、关节半脱位和关节周围软组织损伤等并发症。抗痉挛体位是为了防止或对抗痉挛姿势的出现，保护肩关节及早期诱发分离运动而设计的一种治疗体位，能抑制上肢屈肌、下肢伸肌的典型痉挛模式，有利于病人恢复正常的运动模式。脑损伤病人抗痉挛体位摆放包括患侧卧位、健侧卧位、仰卧位、床上坐位等。

（1）患侧卧位：患侧在下，健侧在上，头部垫枕，患臂外展前伸旋后，患侧肩部尽可能前伸，以避免受压和后缩，上臂旋后，肘与腕均伸直，掌心向上；患侧下肢轻度屈曲位放在床上，健腿屈髋屈膝向前放于长枕上，健侧上肢放松，放在胸前的枕上或躯干上。

（2）健侧卧位：健侧在下，患侧在上，头部垫枕，患侧上肢伸展位置于枕上，使患侧肩胛骨向前向外伸，前臂旋前，手指伸展，掌心向下；

患侧下肢向前屈髋屈膝，并完全由枕头支持，注意足不能内翻悬在枕头边缘。

（3）仰卧位：头部用枕头良好支撑，患侧肩胛和上肢下垫一长枕，上臂旋后，肘与腕均伸直，掌心向上，手指伸展位，整个上肢平放于枕上；患侧髋下、臀部、大腿外侧放垫枕，防止下肢外展、外旋；膝下稍垫起，保持伸展微屈。

（4）床上坐位：当病情允许时，应鼓励病人尽早在床上坐起。但是床上坐位难以使病人的躯干保持端正，容易出现半卧位姿势，助长躯干的屈曲，激化下肢的伸肌痉挛。因此在无支持的情况下应尽量避免这种体位。取床上坐位时，髋关节屈曲近90°，病人背后给予完全支撑，使脊柱伸展，达到直立坐位的姿势，头部无须支持固定，以利于病人主动控制头的活动。患侧上肢用软枕支撑，有条件的可给予一个横过床的可调节桌子，桌上放一软枕，让病人的上肢放在上面。

2．脊髓损伤（高位）病人抗痉挛体位摆放

（1）仰卧位：头部垫枕，将头两侧固定，肩胛下垫枕，使肩上抬前挺、肘关节伸直、前臂旋后、腕背伸、手指微曲，髋、膝、踝下垫枕，足保持中立位。

（2）侧卧位：头部垫枕，上侧上肢保持伸展位，下肢屈曲位，将下侧的肩关节拉出以避免受压和后缩，臂前伸，前臂旋后，肢体下均垫长枕，背后用长枕靠住，以保持侧卧位。

3．骨关节疾病病人的功能位摆放

功能位指当肌肉、关节功能不能或尚未恢复时，必须使肢体处于发挥最佳功能活动的体位，是根据该部位功能的需要而设计的一种位置。在临床上，常采用绷带、石膏、矫形支具、系列夹板等将肢体固定于功能位。

（1）上肢功能位：肩关节屈曲45°，外展60°（无内、外旋）；肘关节屈曲90°；前臂中间位（无旋前或旋后）；腕关节背伸30°～45°并稍内收（即稍尺侧屈）；各掌指关节和指间关节稍屈曲，由食指至小指屈曲度有规律地递增；拇指在对掌中间位（即在掌平面前方，其掌指关节半屈曲，指间关节轻微屈曲）。

（2）下肢功能位：下肢髋伸直，无内、外旋，膝稍屈曲20°～30°，踝处于90°中间位。

4.烧伤病人抗挛缩体位

在烧伤的急性期，正确的体位摆放，可减轻水肿，维持关节活动度，防止挛缩和畸形，以及使受损伤的功能获得代偿。烧伤病人常常感觉非常不适，多采取长期屈曲和内收的舒适体位，极易导致肢体挛缩畸形。抗挛缩体位原则上取伸展和外展位，但不同的烧伤部位体位摆放也有差异，也可使用矫形器协助。

（二）体位摆放注意事项

病人体位摆放训练时，室内温度适宜，因温度太低可使肌张力增高。1~2小时变换一次体位，以维持良好血液循环。

1.偏瘫病人抗痉挛体位摆放

（1）床应平放，床头不得抬高，任何时候避免半卧位。

（2）手中不应放置任何物品，也不应在足底放置任何物品，以此方法预防跖屈畸形。

（3）任何时候禁忌拖、拉患侧上肢，以防止肩关节半脱位。

2.脊髓损伤（高位）病人抗痉挛体位摆放

（1）采取轴线翻身护理技术预防脊椎二次损伤。在侧卧位时，尽量使头部和脊椎保持正常对线，背后用长枕靠住，保持侧卧位，避免脊柱扭曲。

（2）1~2小时变换一次体位，保持床单平整、干燥，做好大小便失禁护理。

二、体位转移

体位转移是指人体从一种姿势转移到另一种姿势的过程，包括卧→坐→站→行走，是提高病人自身或在他人的辅助下完成体位转移能力的锻炼方法。其目的是教会瘫痪病人从卧位到坐位、从坐位到立位、从床到椅、从轮椅到卫生间的各种转移方法，使他们能够独立地完成各项日常生活活动，从而提高其生活质量。瘫痪包括截瘫、四肢瘫、偏瘫等。体位转移包括床上运动和转移技术。

（一）床上运动

床上运动主要包括床上撑起运动、床上横向运动、床上坐位向前后移动。

1．床上撑起运动

协助病人坐起，病人在床上取伸膝坐位，身体前倾，两手掌平放在床上。病人肘关节伸直，用力撑起，使臀部离床并向上抬起。保护好病人，让病人作前后左右移动。此方法适用于截瘫病人。

2．床上横向运动

移向右侧时，将健侧下肢伸到患侧下肢的下方，用健足勾住患足向右移动。健侧下肢屈曲，用健足和肩支撑起臀部，同时将下半身移向右侧。将头缓慢移向右侧。向左移动与此类似。此方法适用于偏瘫病人。

3．床上坐位向前后移动

病人在床上取坐位，身体前倾，两手掌交叉向前。辅助病人抬高一侧臀部，将重心放在另一侧臀部上。辅助病人将抬起一侧的臀部向前或者向后移动，犹如病人用臀部行走。

（二）转移技术

转移技术主要包括从仰卧位到坐位运动、从坐到站的运动、床—椅转移运动等。

1．从仰卧位到坐位运动

病人仰卧，患侧上肢放于腹上，健足放于患侧足下呈交叉状。护理人员位于病人健侧，双手分别扶于病人双肩，缓慢帮助病人向健侧转身，并向上牵拉病人双肩。病人同时屈健肘支撑身体，随着病人躯体上部被上拉病人伸健肘，手撑床面。健足带动患足一并移向床沿，两足平放于地面，整理成功能位。

2．从坐到站的运动

协助病人将脚跟移动到膝关节中离线的后方。协助病人身体向前倾；操作者面向病人站立，双下肢分开位于病人双腿两侧，用双膝夹紧病人双膝外侧以固定，双手托住病人臀部或拉住腰带，将病人向前上方拉起。病人双臂抱住操作者颈部或双手放于操作者肩胛部，与操作者一起向前向上用力，完成抬臀、伸腿至站立。协助病人调整重心，使双腿下肢直立承重，维持站立平衡。

3．床—椅转移运动

包括床—椅和椅—床的双方向转移。

（1）站立位转移法：推轮椅到床旁，与床成 30°～45°夹角，刹住车闸，翻起脚踏板，协助病人坐于床边，双脚着地，躯干前倾；操作者面向病人站立，协助病人从坐位到站位；病人站稳以后，操作者以足为轴慢慢旋转躯干，使病人背部转向轮椅，臀部正对轮椅正面，使病人慢慢弯腰，坐到轮椅上；翻下脚踏板，将病人双脚放于脚踏板上。

（2）床上垂直转移法：将轮椅正面向床，垂直紧靠床边，刹住车闸；帮助病人取床上坐位，背对轮椅，躯干前屈，臀部靠近床沿，一手或双手向后伸抓住轮椅扶手，操作者站在轮椅的一侧，一手扶住病人的肩胛部，一手置于病人的大腿根部，病人上肢用力将臀部抬起向后上方移动，操作者协助病人，使病人的臀部从床上移动到轮椅上，打开车闸，挪动轮椅离床，使病人足跟移至床沿，刹住车闸，将双脚放于脚踏板上。

（三）体位转移注意事项

1．体位转移前

消除病人的紧张、对抗心理，以配合转移，护理人员应详细讲解转移的方向、方法和步骤，使病人处于最佳的起始位置。

2．全面评估

转移前护理人员应了解病人的能力，如瘫痪的程度和认知情况，需要的方式和力度的大小等。

3．进行转移前

应先计划移动的方法、程序和方向，并详细地分析病人身体的位置、病人所要完成的动作、辅助器具的位置及操作等。

4．转移时的空间要足够

床、椅之间转移时，椅子或者轮椅等放置的位置要适当（缩短距离及减小转换方向）、去除不必要的物件。

5．互相转移时

两个平面之间的高度尽可能相等，两个平面应尽可能靠近，两个平面的物体应稳定，如轮椅转移时必须先制动，椅子转移时应在最稳定的位置等。

6. 转移时应注意安全

避免碰伤肢体、臀部、踝部的皮肤，帮助病人穿着合适的鞋、袜、裤子，以防跌倒。

7. 病人和操作者

采用较大的站立支撑面，以保证转移动作的稳定性，操作者在病人的重心附近进行协助，要注意搬移的正确姿势。

第二节　呼吸训练与排痰技术

一、概述

呼吸训练（Breath Training）是指通过各种训练保证呼吸道通畅，提高呼吸肌功能，促进排痰和痰液引流，改善肺与毛细血管气体交换，加强气体交换效率，提高生活能力的方法。呼吸训练已广泛用于呼吸系统疾病、胸腹部手术后及其他合并呼吸功能障碍如高位脊髓损伤、周围神经损伤疾病病人的康复。呼吸训练主要包括放松训练、呼吸肌训练、腹式呼吸训练、局部呼吸、缩唇呼吸、预防及解除呼吸急促等。

排痰技术又称为气道分泌物去除技术，可以促进呼吸道分泌物的排出、维持呼吸道通畅、减少反复感染，从而可有效地改善病人的肺通气功能和气体交换功能。排痰技术主要包括有效咳嗽训练、辅助咳嗽技术、体位引流、叩击、振动等方法。

二、呼吸训练

（一）放松训练

放松训练有利于气急、气短所致的肌肉痉挛和精神紧张症状的缓解，减少体内能量消耗，提高呼吸效率。在进行呼吸训练前，必须先使病人全身放松。

进行放松训练时，病人可采取卧位、坐位或站立体位，放松全身肌肉。还可以选择一个安静的环境，进行静气功练习或借助肌电反馈技术进行前额和肩带肌肉的放松。对肌肉不易松弛的病人可以教其放松技术，让病人先充分收缩待放松的肌肉，然后再松弛紧张的肌肉，达到放松的目的。还可以做肌紧张部位节律性摆动或转动，以利于该部位肌群的放松。缓慢地按摩或牵拉也有助于紧张肌肉的放松。

（二）呼吸肌训练

呼吸肌训练是改善呼吸肌肌力和耐力的训练方式，主要强调吸气肌的训练。用于治疗各种急性或慢性肺疾病，主要针对吸气肌无力、萎缩或吸气肌无效，特别是横膈及肋间外肌。呼吸肌训练有 3 种形式：横膈肌阻力训练；吸气阻力训练；诱发呼吸训练。

1. 横膈肌阻力训练

病人仰卧位，头稍抬高的姿势。让病人掌握横膈吸气，在病人上腹部放置1～2 kg 的沙袋。让病人深吸气，同时保持上胸廓平静，沙袋重量以不妨碍膈肌活动及上腹部鼓起为宜。逐渐延长病人阻力呼吸时间，当病人可以保持横膈肌呼吸模式且吸气不会使用到辅助肌（颈部肌肉）约 15 分钟时，则可增加沙袋重量。

2. 吸气阻力训练

利用为吸气阻力训练所特别设计的呼吸阻力仪器以改善吸气肌的肌力及耐力，并减少吸气肌的疲劳。

病人经手握式阻力训练器吸气。吸气阻力训练器有各种不同直径的管子提供吸气时气流的阻力，气道管径愈窄则阻力愈大。每天进行阻力吸气数次。每次训练时间逐渐增加到 20～30 分钟，以增加吸气肌耐力。当病人的吸气肌力/耐力有改善时，逐渐将训练器的管子直径减小。

3. 诱发呼吸训练

其是一种低阻力的训练方式，或称为持续最大吸气技巧，强调最大吸气量的维持。

病人尽可能深吸气，呼吸训练器提供病人视觉和听觉反馈。诱发呼吸训练器可增加病人吸气容积以预防术后肺泡陷落，同时也能增强神经肌肉疾病病人的呼吸肌。这种呼吸方式无论使用呼吸训练器与否都可进行训练。

病人仰卧或半坐卧位，放松舒适姿势。让病人做 4 次缓慢、轻松的呼吸。让病人在第 4 次呼吸时做最大呼气。然后将呼吸器放入病人口中，经由呼吸器做最大吸气并且持续吸气数秒钟。每天重复数次，每次练习 5～10 组。

训练中避免任何形式的吸气肌长时间的阻力训练。如果出现吸气辅助肌参与吸气动作，则表明膈肌疲劳。

（三）腹式呼吸训练

正常呼吸时，膈肌运动占呼吸功的 70%。呼吸困难时，辅助呼吸肌也参与。慢性阻塞性肺疾病病人的横膈处于下降位，变得平坦和松弛，而且肺过度膨胀失去弹性回缩力，横膈难以上升，其运动只占呼吸功的 30%。为弥补呼吸量的不足，在平静呼吸时肋间肌或辅助呼吸肌也参与，即以胸式呼吸代替，吸气费力时呼气也主动进行，并且呼吸频率加快。重度呼吸肌疲劳时，也可出现错误的呼吸，即吸气时收缩腹肌，使横膈无法活动。当辅助呼吸肌处于持续紧张状态时，作用相互抵消，呼吸困难不仅不能缓解反而加重，耗氧量大大增加。

腹式呼吸也称膈肌呼吸，不是通过提高分钟呼吸量，而是通过增大横膈的活动范围以提高肺的伸缩性来增加通气的。横膈活动增加 1 cm，可增加肺通气量 250～300 ml，深而慢的呼吸可减少呼吸频率和每分通气量，增加潮气量和肺泡通气量，提高动脉血氧饱和度。膈肌较薄，活动时耗氧不多，又减少了辅助呼吸肌不必要的使用，因而呼吸效率提高，呼吸困难缓解。缓慢膈肌呼吸还可以防止气道过早萎陷，减少空气滞积，减少功能残气量。另外，膈肌呼吸在体外引流时有助于排出肺内分泌物。

进行腹式呼吸训练时，病人处于舒适放松姿势，斜躺坐姿位。操作者将手放置于前肋骨下方的腹直肌上。让病人用鼻缓慢地深吸气，病人的肩部及胸廓保持平静，只有腹部鼓起。然后让病人有控制地呼气，将空气缓慢地排出体外。重复上述动作 3～4 次后休息，不要让病人换气过度。让病人将手放置于腹直肌上，体会腹部的运动，吸气时手上升，呼气时手下降。病人学会膈肌呼吸后，让病人用鼻吸气，以口呼气。让病人在各种体位下（坐、站）及活动下（行走、上楼梯）练习腹肌呼吸。

（四）局部呼吸

局部呼吸适用于因手术后疼痛及防卫性肺扩张不全或肺炎等原因导致肺部特定区域的换气不足。

1. 单侧或双侧肋骨扩张

病人坐位或屈膝仰卧位。操作者双手置于病人下肋骨侧方。让病人呼气，同时可感到肋骨向下向内移动。让病人呼气，操作者置于肋骨上的手掌向下施压。恰好在吸气前，快速地向下向内扩张胸廓，从而诱发肋间外肌的收缩。让病人吸气时抵抗操作者手掌的阻力，以扩张下肋。病人吸气，胸廓扩张且肋骨外张时，可给予下肋区轻微阻力以增强病人抗阻意识。当病人再次呼气时，操作者手轻柔地向下向内挤压胸腔来协助。教会病人独立使用这种方法。病人可将双手置于肋骨上或利用皮带提供阻力。

2. 后侧底部扩张

病人坐位，垫枕，身体前倾，髋关节屈曲。病人双手置于肋后侧。按照上述的"侧边肋骨扩张"方法进行。这种方法适用于手术后需长期在床上保持半卧位的病人，因为分泌物很容易堆积在肺下叶的后侧部分。

（五）缩唇呼吸

缩唇呼吸也称吹笛式呼吸，可降低呼吸频率，增加潮气量及增强运动耐力。

进行缩唇呼吸训练时，病人闭嘴经鼻吸气后，将口唇收拢为吹口哨状，让气体缓慢地通过缩窄的口型，徐徐吹出。一般吸气 2 秒，呼气 4～6 秒，呼吸频率＜20 次/分钟。训练时病人应避免用力呼气使小气道过早闭合。呼气的时间不宜过长，否则会导致过度换气。呼气流量以能使距口唇15～20 cm 处的蜡烛火焰倾斜而不熄灭为度，以后可逐渐延长距离至 90 cm，并逐渐延长时间。

（六）预防及解除呼吸急促

该方法适用于病人正常的呼吸模式被干扰而产生的呼吸短促。例如，慢性阻塞性肺疾病（肺气肿、气喘）的周期性呼吸困难发作。病人用力过度或接触过敏原时。

指导病人放松、身体前倾，该体位可刺激膈肌呼吸。按医嘱使用支气管扩张剂。让病人吹笛式呼气，同时减少呼气速率，呼气时不要用力。每次吹笛式呼气后，以腹吸气，不要使用辅助肌。让病人保持此姿势，并尽可能放松地继续吸气。

三、排痰技术

（一）有效咳嗽训练

咳嗽是一种防御性反射，当呼吸道黏膜上的感受器受到刺激时，可引起咳嗽反射。无效的咳嗽只会增加病人的痛苦和消耗体力，加重呼吸困难和支气管痉挛，因此控制无效咳嗽，掌握有效咳嗽的方法和时机，是非常有必要的。

进行有效咳嗽训练时，将病人安置于舒适和放松的位置，指导病人在咳嗽前先缓慢深吸气，吸气后稍屏气片刻，快速打开声门，用力收腹将气体迅速排出，引起咳嗽。一次吸气，可连续咳嗽 3 声，停止咳嗽，并缩唇将余气尽量呼尽。之后平静呼吸片刻，准备再次咳嗽。如深吸气可能诱发咳嗽，可试断续分次吸气，争取肺泡充分膨胀，增加咳嗽频率。咳嗽训练不宜长时间进行，可在早晨起床后、晚上睡觉前或餐前半小时进行。

（二）辅助咳嗽技术

辅助咳嗽技术主要适用于腹部肌肉无力，不能引起有效咳嗽的病人。让病人仰卧于硬板床上或坐在有靠背的椅子上，面对着护士，护士的手置于病人的肋骨下角处，嘱病人深吸气，并尽量屏住呼吸，当其准备咳嗽时，护士的手向上向里用力推，帮助病人快速呼气，引起咳嗽。

（三）体位引流

体位引流是依靠重力作用促使各肺叶或肺段气道分泌物流至大气管，再配合正确的呼吸和咳痰，将痰液排出的方法。体位引流的原则是将病变位置置于高处，使引流支气管的开口方向向下。本法适用于年老体弱、久病体虚、胸部手术后、疼痛等原因，不能有效咳出肺内分泌物者；慢性支气管炎、肺气肿等病人发生急性呼吸道感染及急性肺脓肿痰量多（痰量在 $300\sim400\ ml/$天）且黏稠并位于气管末端者；潴留分泌物长期不能排清者，如支气管扩张等；某些特殊检查前的准备，如支气管镜、纤维镜、支气管造影等。

进行体位引流前，向病人解释体位引流的目的、方法以及如何配合，消除病人的紧张情绪；准备好体位引流用物。借助 X 线直接判定痰液潴留的部位，或者采用听诊、触诊、叩诊等方式判断。根据检查发现的痰液潴留部位，将病人置于正确的引流姿势，即痰液的潴留部位位于高处，使次肺段向主支气管垂直引流，同时观察病人的反应。注意事项包括：①每次引流一个部位，一般 5～10 分钟，如有多个部位，则总时间不要超过 45 分钟，以防止造成病人疲劳；②在体位引流时，联合不同的徒手操作技术如叩击、振动等，同时指导病人做深呼吸或者有效地咳嗽促进痰液排出；③治疗频率应根据病人的病情而制订，一般情况下每天上、下午各引流一次，痰量较多时，可增至每天 3～4 次。

体位引流期间应配合饮水、支气管湿化、化痰、雾化吸入、胸部的扩张练习、呼吸控制等措施增加疗效；因为夜间支气管纤毛运动减弱，分泌物易在睡眠时潴留，宜在早晨清醒后做体位引流；不允许安排在饭后立即进行体位引流，应在饭后 1～2 小时或饭前 1 小时进行头低位引流，防止胃食管反流、恶心和呕吐；引流过程中需注意生命体征的变化。

（四）叩击

操作者五指并拢，掌心空虚，呈杯状，于病人呼气时在肺段相应的特定胸壁部位进行有节律的快速叩击（80～100 次/分钟），每一部位叩击 2～5 分钟，叩击与体位引流相结合可使排痰效果更佳。这种操作不应该引起疼痛或者不适。对敏感的皮肤应防止直接刺激，可以让病人穿一件薄的柔软舒适的衣服，或者在裸露的身体上放一条舒适轻薄的毛巾，避免在骨突部位或者是女性的乳房区做敲打。由于叩击是力量直接作用于胸壁的，因此存在凝血障碍、肋骨骨折的病人禁用此方法。

（五）振动

两只手直接放在病人胸壁的皮肤上并压紧，当病人在呼气的时候给予快速、细小的压力振动，每次 0.5～1 分钟，每一部位振动 5～7 次。振动法有助于纤毛系统清除分泌物，常用于叩击之后，禁忌证同叩击法。

（六）吸痰法

吸痰法是指利用机械吸引的方法，经口、鼻腔、人工气道将呼吸道的分泌物吸出，以保持呼吸道通畅的一种治疗方法。临床上主要用于年老体弱、危重、昏迷、麻醉未清醒前、气管切开等不能有效咳嗽、排痰者。临床上常用的吸痰装置有电动吸引器和中心负压吸引装置两种，它们利用负压吸引原理，连接导痰管吸出痰液。注射器吸痰法，一般用 50 ml 或者 100 ml

注射器连接吸痰管进行抽吸。适用于紧急状态下吸痰。

第三节　吞咽障碍护理技术

吞咽障碍护理可以帮助改善病人的吞咽功能，改变或恢复经口进食的方式；可以预防和减少并发症的发生，改善病人的营养状态；有利于病人整体功能的恢复，增强病人康复的信心。吞咽障碍护理技术主要应用于脑卒中、颅脑外伤、帕金森病等神经系统疾病导致的神经源性吞咽障碍病人。吞咽障碍护理技术包括管饲饮食和吞咽训练。

一、管饲饮食

管饲饮食能保证意识不清和不能经口进食病人的营养和水分供给，避免误吸。2 周内的管饲饮食可以采用鼻胃管和鼻肠管方法；2 周以上的管饲饮食建议采用经皮内镜下胃造瘘术和经皮内镜下空肠造瘘术。对于管饲饮食病人，需同时进行吞咽功能的动态评估和康复训练。

二、吞咽训练

吞咽困难病人进行经口进食时，康复处理包括：间接训练，直接训练，代偿性训练，电刺激治疗，球囊导管扩张术。

（一）间接训练

1. 口唇运动

利用单音单字进行康复训练，如嘱病人张口发"a"音，并向两侧运动发"yi"音，然后再发"wu"音，也可嘱病人缩唇然后发"f"音。其他练习方式如吹蜡烛、吹口哨动作，缩唇、微笑等动作也能促进唇的运动，增强唇的力量。此外用指尖或冰块叩击唇周，短暂地肌肉牵拉和抗阻运动、按摩等，通过张闭口动作促进口唇肌肉运动。

2. 颊肌、喉部运动

进行颊肌运动训练时，嘱病人轻张口后闭上，使双颊部充满气体、鼓起腮，随呼气轻轻吐出，也可将病人手洗净后，做吮手指动作，或模仿吸吮动作，体验吸吮的感觉，借以收缩颊部及轮匝肌肉，每日 2 遍，每遍重复 5 次。

进行喉上提训练时，嘱病人头前伸，使颌下肌伸展 2～3 秒。然后在颌下施加压力，嘱病人低头，抬高舌背，即舌向上吸抵硬腭或发辅音的发音训练。目的是改善喉入口的闭合能力，扩大咽部的空间，增加食管上括约肌开放时的被动牵张力。

3．舌部运动

病人将舌头向前伸出，然后左右运动摆向口角，再用舌尖舔下唇后转舔上唇，按压硬腭部，重复运动 20 次。

4．屏气—发声运动

病人坐在椅子上，双手支撑椅面做推压运动和屏气。此时胸廓固定、声门紧闭；然后，突然松手，声门大开、呼气发声。此运动不仅可以训练声门的闭锁功能、强化软腭的肌力，而且有助于除去残留在咽部的食物。

5．冰刺激

用头端呈球状的不锈钢棒蘸冰水或用冰棉签棒接触腭咽弓为中心的刺激部位，左右相同部位交替刺激，然后嘱病人做空吞咽动作。冷刺激可以提高软腭和咽部的敏感度，改善吞咽过程中必需的神经肌肉活动，增强吞咽反射，减少唾液腺的分泌。

6．呼吸道保护手法

（1）声门上吞咽法：也叫自主气道保护法。先吸气，后在屏气时（此时声带和气管关闭）做吞咽动作，然后立即做咳嗽动作；亦可在吸气后呼出少量气体，再做屏气和吞咽动作及吞咽后咳嗽。

（2）超声门上吞咽法：吸气后屏气，再做加强屏气动作，吞咽后咳出咽部残留物。

（3）门德尔松氏手法：指示病人先进食少量食物，然后咀嚼、吞咽，在吞咽的瞬间，用拇指和食指顺势将喉结上推并处于最高位置，保持这种吞咽状 2～3 秒，然后完成吞咽，再放松呼气。此手法是吞咽时自主延长并加强喉上举和前置运动来增强环咽肌打开程度的方法，可帮助提升咽喉以助吞咽功能。

（二）直接训练

进食时采取的措施，包括进食体位、食物入口位置、食物性质（大小、结构、温度和味道等）和进食环境等。

1. 体位

进食的体位应因人因病情而异。开始训练时应选择既有代偿作用又安全的体位。对于不能坐位的病人，一般至少取躯干 30°仰卧位，头部前屈，偏瘫侧肩部以枕垫起，喂食者位于病人健侧。此时进行训练，食物不易从口中漏出，有利于食团向舌根运送，还可以减少向鼻腔逆流及误咽的危险。颈部前屈是预防误咽的一种方法。仰卧时颈部易呈后屈位，使与吞咽活动有关的颈椎前部肌肉紧张、喉头上举困难，因此容易发生误咽。

2. 食物的形态

根据吞咽障碍的程度及阶段，本着先易后难的原则来选择。容易吞咽的食物特点是密度均匀、黏性适当、不易松散、通过咽和食管时易变形且很少在黏膜上残留。稠的食物比稀的安全，因为它能较满意地刺激触、压觉和唾液分泌，使吞咽变得容易。此外，要兼顾食物的色、香、味及温度等。不同病变造成的吞咽障碍影响吞咽器官的部位有所不同，对食物的要求亦有所不同。口腔准备期的食物应质地很软，易咀嚼，如菜泥、水果泥和浓汤，必要时还需用长柄勺或长注射器喂饲；口腔期的食物应有内聚、黏性，例如很软的食物和浓汤；咽期应选用稠厚的液体，例如果蔬泥和湿润光滑的软食，避免食用有碎屑的糕饼类食物和缺少内聚力的食物；食管期的食物为软食、湿润的食物，避免高黏性和干燥的食物。

根据食物的性状，一般将食物分为五类，即稀流质、浓流质、糊状、半固体和固体。半固体如软饭，固体如饼干、坚果等。临床实践中，应首选糊状食物。

3. 食物在口中位置

食物放在健侧舌后部或健侧颊部，有利于食物的吞咽。

4. 一口量

一般先以少量试之（3～4 ml），然后酌情增加，如 3 ml、5 ml、10 ml。为防止吞咽时食物误吸入气管，可结合声门上吞咽训练方法。这样在吞咽时可使声带闭合封闭喉部后再吞咽，吞咽后咳嗽，可除去残留在咽喉部的食物残渣。调整合适的进食速度，前一口吞咽完成后再进食下一口，避免食物重叠入口的现象。还要注意餐具的选择，应采用边缘钝厚匙柄较长，容量约 5～10 ml 的匙勺。

5．培养良好的进食习惯

最好定时、定量，能坐起来不要躺着，能在餐桌上不要在床边进食。

（三）代偿性训练

代偿性训练是进行吞咽时采用的姿势与方法，一般是通过改变食物通过的路径和采用特定的吞咽方法使吞咽变得安全。

1．侧方吞咽

让病人分别左、右侧转头，做侧方吞咽，可除去梨状隐窝部的残留食物。

2．空吞咽与交替吞咽

每次进食吞咽后，反复做几次空吞咽，使食团全部咽下，然后再进食。可除去残留食物防止误咽，亦可每次进食吞咽后饮极少量的水（1～2 ml），这样既有利于刺激诱发吞咽反射，又能达到除去咽部残留食物的目的，称为"交替吞咽"。

3．用力吞咽

让病人将舌用力向后移动，帮助食物推进通过咽腔，以增大口腔吞咽压，减少食物残留。

4．点头样吞咽

颈部尽量前屈，形状似点头，同时做空吞咽动作，可去除会厌谷残留食物。

5．低头吞咽

颈部尽量前屈姿势吞咽，使会厌谷的空间扩大，并让会厌向后移位，避免食物溢漏入喉前庭，更有利于保护气道；收窄气管入口；咽后壁后移，使食物尽量离开气管入口处。

（四）电刺激治疗

电刺激治疗包括神经肌肉低频电刺激和肌电反馈技术。

（五）球囊导管扩张术

球囊导管扩张术用于卒中、放射性脑病等脑损伤所致环咽肌痉挛（失弛缓症）病人。如果在吞咽过程中出现吞咽与其松弛不协调时，食团就难以从咽部进入食管，造成吞咽困难，即环咽肌失弛缓症。球囊导管扩张术是用普通双腔导管中的球囊进行环咽肌痉挛（失弛缓症）分级多次扩张治疗。此方法操作简单，安全可靠，康复科医生、治疗师、护理人员均可进行。

1. 用物准备

14 号普通球囊导管或改良硅胶双腔球囊导管、生理盐水、10 ml 注射器、液体石蜡及纱布等，插入前先注水入导管内，使球囊充盈，检查球囊是否完好无损，然后抽出水备用。

2. 操作步骤

由一名操作者安插鼻饲管操作常规将备用的 14 号导管经鼻孔插入食管中，确定进入食管并完全穿过环咽肌后，将抽满 10 ml 水（生理盐水）的注射器与导管相连接，向导管内注水 0.5～10 ml，使球囊扩张，顶住针栓防止水逆流回针筒。将导管缓慢向外拉出，直到有卡住感觉或拉不动时，用记号笔在鼻孔处做出标记（长度 18～23 cm），目的是为再次扩张时或扩张过程中判断环咽肌长度作为参考点。抽出适量水（根据环咽肌紧张程度，球囊拉出时能通过为适度）后，操作者再次轻轻地反复向外提拉导管，一旦有落空感觉，或持续保持 2 分钟后拉出，阻力锐减时，迅速抽出球囊中的水。再次将导管从咽腔插入食管中，重复操作 3～4 遍，自下而上地缓慢移动球囊，通过狭窄的食管入口，充分牵拉环咽肌降低肌张力。

3. 操作后处理

上述方法 1～2 次/天。环咽肌的球囊容积每天增加 0.5～1 ml 较为适合。扩张后，可给予地塞米松＋α糜蛋白酶＋庆大霉素雾化吸入，防止黏膜水肿，减少黏液分泌。

三、吞咽障碍护理注意事项

对于有吞咽障碍的病人应重视初步筛查及动态的观察和评估，防止误吸特别是隐性误吸的发生；科学进行吞咽功能训练，保证病人能够安全进食，避免渗透和误吸；在进食或摄食训练前后应认真清洁口腔，保持口腔卫生；对于吞咽障碍的病人，要尽早进行吞咽功能的训练，促进病人吞咽和进食功能的恢复；照顾者的教育与配合对病人的康复效果非常重要；康复团队协作能够给病人以最好的照顾与护理，从而保障病人安全进食和整体功能恢复。

第四节　神经源性膀胱护理技术

一、概述

神经源性膀胱护理的目的是促进膀胱排空、降低膀胱内压力、预防和减少并发症，保护上尿路，提高病人的生活质量。神经源性膀胱护理技术的选择和应用需要基于系统的评估，并考虑病人的功能、并发症、经济情况、依从性等多种因素。

二、神经源性膀胱护理原则

（一）以评估结果为依据

神经源性膀胱的护理管理应建立在系统的评估基础上，并且应该定期随访和评价，根据评估结果调整护理管理措施。针对不同类型的神经源性膀胱病人，处理原则也不尽相同。

（1）逼尿肌过度活动、低顺应性膀胱的病人：此类病人的护理管理原则是降低膀胱内压、预防并发症和保护上尿路，并减少尿失禁对日常生活的影响。可应用药物治疗，例如，口服抗胆碱能药物、膀胱壁注射 A 型肉毒毒素等缓解膀胱逼尿肌过度活动；如有括约肌过度活动或存在逼尿肌—括约肌协同失调，可服用 α 受体阻断药缓解尿道出口阻力。护理技术可使用失禁辅助用品、进行膀胱功能训练、监测药物治疗效果和不良反应、记录排尿日记等，残余尿量过多时可配合间歇导尿。

（2）逼尿肌活动不足的病人：此类病人的护理管理原则是减少残余尿、预防充溢性尿失禁及并发症，最终提高生活质量。护理技术可采用间歇导尿、膀胱功能训练、监测药物治疗效果和不良反应、记录排尿日记等，必要时可使用失禁辅助用品。

（二）早期干预

神经源性膀胱病人应尽早诊断并及时进行干预，预防出现各种并发症，避免上尿路损害。

（三）多学科协作

神经源性膀胱的护理管理包括排尿方式的选择、辅助用具的选择、膀胱功能训练等，同时还可能需要配合药物、手术治疗等。这需要多学科的共同参与。

（四）长期随访

部分神经源性膀胱病人的排尿功能障碍可能长期存在，因此应定期随访，指导病人进行科学的护理管理，从而达到预防并发症、提高生活质量的目的。

三、神经源性膀胱护理技术

（一）排尿方式

有效、及时的尿液排空是神经源性膀胱管理的重要内容，可以预防由于尿液潴留、残余尿增多和膀胱内压升高而造成的各种并发症。常用的排尿方式包括间歇导尿、留置导尿、耻骨上膀胱造瘘等。

1. 间歇导尿

间歇导尿是指仅在需要导尿时将尿管插入膀胱，排空后即拔除，不用留置于膀胱内的一种引流尿液的方法。与留置导尿相比较，间歇导尿在重建膀胱功能、预防并发症、提高病人生活质量方面更有优势，是目前神经源性膀胱病人首选的尿液排空方式。

（1）作用：①可使膀胱规律性充盈与排空接近生理状态，防止膀胱过度充盈；②规律排出残余尿液，减少泌尿系统和生殖系统的感染；③使膀胱间歇性扩张，有利于保持膀胱容量和恢复膀胱的收缩功能；④减少排尿障碍对病人活动和心理的影响，提高病人生活质量。

（2）适应证：①神经系统功能障碍，如脊髓损伤、多发性硬化、脊柱肿瘤等导致的排尿问题；②非神经源性膀胱功能障碍，如前列腺增生、产后尿潴留、膀胱内梗阻等导致的排尿问题等。

（3）禁忌证：①不能自行导尿且照顾者不能协助导尿的病人；②缺乏认知导致不能配合插管者或不能按计划导尿者；③尿道生理解剖异常，如尿道狭窄，尿路梗阻和膀胱颈梗阻；④可疑的完全或部分尿道损伤和尿道肿瘤；⑤膀胱容量小于 200 ml；⑥膀胱内感染；⑦严重的尿失禁；⑧每天摄入大量液体无法控制者；⑨经过治疗，仍有自主神经反射异常者。

（4）方法：间歇导尿分为无菌间歇导尿、清洁间歇导尿和部分无菌的间歇导尿。①无菌间歇导尿是用无菌技术实施的间歇导尿，其发生尿路感染的概率低于清洁间歇导尿。但是受技术难度的限制，建议在医院内由医护人员实施。②清洁间歇导尿是在清洁条件下进行的间歇导尿，可由病人及照顾者实施。清洁是指所用的导尿物品清洁干净，会阴部及尿道口用清水清洗干净，无须消毒，插管前使用肥皂或洗手液洗净双手即可，不需要无菌操作。③部分无菌的间歇导尿即在间歇导尿过程中部分使用了无菌技术，包括充分消毒外生殖器和／或使用无菌的导尿管、润滑剂、器械及手套等。部分无菌的间歇导尿的操作难度远低于无菌间歇导尿，能够由病人或照顾者自行完成，但其无菌要求高于清洁间歇导尿，在病人或照顾者自我管理的过程中，更利于减少导管所致的尿路感染。

（5）时机和频率：间歇导尿宜在病情基本稳定、无须大量输液、饮水规律、无尿路感染的情况下开始。间歇导尿的病人一般需要先行尿流动力学检查、记录排尿日记，以确定膀胱类型、逼尿肌压力、膀胱安全容量、是否需药物介入、制订饮水计划等。一般每天导尿 4～6 次，每次导出尿量不宜超过膀胱安全容量。

（6）饮水计划：饮水计划是病人进行间歇导尿前的准备工作及进行间歇导尿期间要遵从的重要原则，以避免膀胱因不能排尿过度膨胀而有损其功能。导尿开始前 3 天记录病人的日常饮水时间、量，找出饮水和排尿的规律，制订个体化的饮水计划。一般平均饮水以 100～125 ml/小时为宜，以防短时间内饮水过多导致膀胱过度、过快充盈。每天饮水量控制在 1 500～2 000 ml，睡前 3 小时避免饮水。避免饮用茶、咖啡、含酒精饮品、糖水等利尿性饮料，同时尽量避免摄入刺激性、酸辣食物。

（7）排尿日记：排尿日记既是神经源性膀胱评估的重要内容，也是治疗和护理的组成部分。排尿日记有多种形式，可根据需要记录病人排尿频次、尿量、尿失禁发作情况、尿垫或衣物更换情况、液体摄入量等。通过填写排尿日记，病人能够积极参与到神经源性膀胱的管理中来，对形成规律的排尿习惯、减少并发症、提高生活质量有积极意义。

（8）注意事项：①选择软硬程度合适的导尿管，以减少对尿道黏膜的机械性损伤和刺激；②插尿管时宜动作轻柔，特别是男性病人，注意阴茎与腹部的角度，嘱病人缓慢深呼吸，慢慢插入尿管，切忌用力过快过猛致尿道黏膜损伤；③如在导尿过程中遇到障碍，应先暂停 5～10 秒并把导尿管拔出 3 cm，然后再缓慢插入，不可猛力插入；如在拔导尿管时遇到阻力，可能是尿道痉挛所致，应等待 5～10 分钟再缓慢拔管；④注意观察相关并发症，如遇下列情况应及时报告处理：出现血尿；尿管插入或拔出失败；插入导尿管时出现痛苦增加并难以忍受；泌尿道感染；排尿时尿道口疼痛；尿液浑浊、有沉淀物、有异味；下腹疼痛或背部疼痛及烧灼感等。脊髓损伤病人出现漏尿次数增多、膀胱充盈时自主神经反射异常等症状，应考虑是否存在逼尿肌压力增加、逼尿肌反射亢进等情况，报告医师并进一步检查及处理。

2. 留置导尿

留置导尿是用无菌技术经尿道将导尿管插入膀胱并长时间留置以引流尿液，这也是神经源性膀胱病人尿液排空的方法之一。适用于：①脊髓损伤急性期的病人。此时病人常表现为损伤平面以下躯体和肢体运动感觉及反射完全消失，排尿障碍以尿潴留多见，而且急性期常需要大量输液，因此需要短期内留置尿管以排空尿液。②不适合或拒绝实施间歇导尿者。③尿道损伤或者狭窄者。④膀胱逼尿肌过度活动、膀胱低顺应性病人。

需要注意的是，长久留置尿管已经很少用，易出现下尿路感染、附睾炎、尿道狭窄等并发症。留置尿管期间要保持管道的密闭性，无膀胱感染不需常规进行冲洗，不能长期夹闭导尿管，以免膀胱压力增高尿液反流。

3. 耻骨上膀胱造瘘

耻骨上膀胱造瘘是由下腹部耻骨联合上缘穿刺进入膀胱，放置导管将尿液引流到体外的一种方法，分为暂时性和永久性两种。适用于：①尿道异常，如尿道狭窄、尿路梗阻或尿道瘘；②复发性尿路梗阻；③导尿管插入困难；④继发于尿失禁的尿漏导致会阴部皮肤损伤；⑤心理因素，如身体形象或个人意愿；⑥希望改善性功能；⑦存在前列腺炎、尿道炎或睾丸炎。

需要注意的是，耻骨上膀胱造瘘与留置导尿相似，易出现尿路感染等并发症，应尽量避免长期使用。

（二）辅助用具

以尿失禁症状为主的神经源性膀胱病人，可以使用外部辅助用具以减少尿失禁对生活的影响。常用的外部辅助用具如尿垫，使用时应监测有无尿路感染、失禁性皮炎等并发症。男性尿失禁病人可以考虑使用带有阴茎套的外部集尿器。注意每日清洁阴茎并更换阴茎套，但过度肥胖、阴茎萎缩或回缩的病人佩戴外部集尿器会比较困难。

（三）膀胱功能训练

膀胱功能训练包括排尿习惯训练、诱导排尿训练、排尿意识训练、反射性排尿训练及盆底肌训练等。

1．排尿习惯训练

详细记录病人 3 天的排尿情况，以确定病人排尿模式。根据排尿模式和日常习惯，确立排尿间隔时间表。排尿间隔时间不少于 2 小时，在预定的时间协助并提示病人排尿。病人仰卧位时上身抬高或坐位可利用尿液重力作用便于排尿。

2．诱导排尿训练

（1）利用条件反射诱导排尿：能离床的病人，协助病人到洗手间，坐在坐厕上，打开水龙头让病人听流水声。对需卧床的病人，放置便器，用温热毛巾外敷膀胱区或用温水冲洗会阴，边冲洗边轻轻按摩病人膀胱膨隆处。

（2）开塞露塞肛诱导排尿：采用开塞露塞肛，促使逼尿肌收缩，内括约肌松弛而导致排尿。

3．排尿意识训练

适用于留置尿管的病人。每次放尿前 5 分钟，病人卧于床上，指导其全身放松，想象自己在一个安静、宽敞的卫生间，听着潺潺的流水声，准备排尿，并试图自己排尿，然后由陪同人员缓缓放尿。想象过程中，强调病人运用全部感觉。开始时可由陪同人指导，当病人掌握正确方法后由病人自己训练。

4．盆底肌训练

病人在不收缩下肢、腹部及臀部肌肉的情况下自主收缩盆底肌肉（会阴及肛门括约肌），每次收缩维持 5~10 秒，重复做 10~20 次，每日 3 组。病人也可以坐在马桶上，两腿分开，开始排尿，中途有意识地收缩盆底肌肉，使尿线中断，如此反复排尿、止尿，重复多次，使盆底肌得到锻炼。

（四）辅助排尿

辅助排尿包括反射性排尿和代偿性排尿，但是这些辅助排尿方式不适用于尿流动力学检查提示存在逼尿肌无抑制性收缩、膀胱压力升高和逼尿肌—括约肌协同失调等的病人，会增加尿液反流风险。因此，在使用前需要谨慎评估，要确保上尿路在尿动力学上是安全的才可使用。

1. 反射性排尿

通过叩击耻骨上膀胱区、挤压阴茎、牵拉阴毛、摩擦大腿内侧、刺激肛门等，诱发逼尿肌收缩和尿道括约肌松弛，产生排尿。反射性排尿会引起自主神经反射异常（尤其是损伤平面在胸髓 T_6 及以上的脊髓损伤病人）、膀胱内高压、尿液反流等情况，因此应在尿流动力学监测确保安全的情况下使用。

2. 代偿性排尿

最常用的是 Valsalva 法和 Crede 法。

（1）Valsalva 法：病人取坐位，腹部放松，身体前倾，用力屏气做排便动作，增加膀胱壁压力以利排尿。

（2）Crede 法：用拳头于脐下 3 cm 深按压并向耻骨方向滚动，动作缓慢柔和，同时嘱病人增加腹压帮助排尿。代偿性排尿训练会增加膀胱内压，也可能会引起反射性括约肌收缩，从而增加膀胱出口阻力，并不能够达到有效排尿，而且也会增加尿路感染的发生率。因此代偿性排尿训练不适合用于膀胱逼尿肌反射亢进、逼尿肌括约肌失调、膀胱出口梗阻、膀胱—输尿管反流、尿道异常的病人；患有颅内高压、心律失常或心功能不全等的病人也不适合进行代偿性排尿训练。

（五）注意事项

1. 系统评估

在实施神经源性膀胱护理前应进行系统的评估，以确定神经源性膀胱的类型，并制订安全的康复护理计划。

2. 预防并发症

在实施神经源性膀胱护理期间，应密切监测相关并发症，如尿路感染、上尿路损害、失禁性皮炎等。

3. 定期复查

建议至少每年一次全面检查。尿常规每 2 个月一次，泌尿系超声及残余尿量测定每 6 个月一次，肾功能及尿流动力学检查每年一次。高度推荐采用影像尿流动力学检查，如果没有条件，也应进行非同步的膀胱尿道造影结合尿流动力学检查。如病人有不适或发现尿液颜色、性状等异常应及时就诊。

4. 心理护理

神经源性膀胱的康复是一个漫长的过程，在整个康复期间，需要做好病人的心理护理；详细讲解有关知识；说明配合训练膀胱功能可以逐步恢复，取得病人合作；症状稍有好转，应予以鼓励，以增强康复治疗信心。

第五节　神经源性肠道护理技术

一、概述

神经源性肠道功能障碍不仅给病人造成便秘、大便失禁等问题，还影响了病人的饮食、独立性和自尊，降低了病人的生活质量。神经源性肠道的护理管理是康复护理的重点和难点。

神经源性肠道护理的目的是帮助病人形成规律排便，消除或减少由于失禁造成的难堪，预防因便秘、腹泻与大便失禁导致的并发症，从而提高病人的生活质量。

二、神经源性肠道护理原则

（一）基于系统的评估

神经源性肠道护理管理计划应建立在系统评估的基础上，同时要定期进行评估和调整。

（二）个体化

制订神经源性肠道护理管理计划时，要考虑到病人的神经源性肠道类型，同时也要考虑病人患病前的生活习惯和排便习惯。反射性肠道病人主要表现为便秘，护理管理原则是建立规律的排便习惯，预防由便秘引起的并发症，如自主神经反射异常、肛裂、痔疮等。弛缓性肠道病人的排便反射被破坏，可表现为大便失禁或便秘。康复护理原则是保持成形大便，减少大便失禁的次数，养成规律排便习惯。

（三）早期干预

神经源性肠道的护理管理应在疾病的急性期启动，因为排便规律需要较长时间才能建立。

（四）多学科协作

神经源性肠道的护理管理需要多学科专业人士共同参与，包括医师、护士、治疗师、营养师等。

（五）长期随访

由于神经源性肠道病人的饮食、肠道功能、家庭工作环境、照顾者等都可能会随着时间和年龄出现变化，因此应对此类病人进行长期随访，至少每年 1 次。

三、神经源性肠道护理技术

神经源性肠道护理技术包括排便方式管理、饮食管理、运动指导、药物使用和肠道功能训练等。目标是：①实现规律排便（每天或隔天一次排便）；②定时排便；③每次排便量正常；④粪便成形（可达到 Bristol 粪便性状量表的第三类、第四类）；⑤排便时间控制在 30 分钟以内。

针对反射性肠道和弛缓性肠道，其肠道管理内容也有所不同。两种类型神经源性肠道的病人，都需要进行生活方式的调整，包括调节饮水、纤维素的摄入，保证足够的体力活动，制订个体化的肠道管理计划等；两种类型的病人都需要根据个体情况、按照医嘱选择使用口服缓泻剂、胃肠动力药等。反射性肠道病人的主要排便方式是手指直肠刺激、人工清便或使用直肠栓剂等药物；弛缓性肠道病人的主要排便方式是人工清便。为了达到充分清空直肠内粪便的目的，同时减少发生便秘和失禁的风险，反射性肠道病人每周至少 3 次排便，而弛缓性病人可能需要进行一天 1 次或多次的排便。

（一）排便方式

1. 手指直肠刺激

适用于反射性肠道病人。手指直肠刺激可诱发直肠肛门反射，促进结肠尤其是降结肠的蠕动，从而促进粪便的排出。手指直肠刺激既可由护士实施，也可指导病人或照顾者执行。通常在餐后 30 分钟实施。进行手指直肠刺激时，病人取侧卧位或坐在坐便椅上，操作者的食指或中指戴指套，涂润滑油，缓缓插入肛门，用指腹一侧沿着直肠壁做环形滑动，持续 10～20 秒，直到感到肠壁放松、排气、有粪便流出。以上手指直肠刺激可每 5～10 分钟重复进行，直到粪便排清。如果操作前发现病人直肠内有粪块嵌塞，可先用人工清便方法将直肠的粪块挖清，然后再进行手指直肠刺激。

2. 人工清便

适用于弛缓性肠道病人。既可由护士实施，也可指导病人或照顾者执行。病人取侧卧位或坐在坐便椅上，操作者的食指或中指戴指套，涂润滑油，缓慢插入肛门，由外向内挖出粪团，将直肠内的粪便挖清。

（二）排便行为

1. 定时排便

根据病人既往的习惯安排排便时间，养成每日定时排便的习惯。一般在早餐或晚餐后 20～40 分钟进行排便，此时胃结肠反射最强，有利于粪便排出。

2. 排便体位

排便常采用可以使肛门直肠角增大的体位即蹲位或坐位，此时可借助重力作用使大便易于排出，也易于增加腹压，有益于提高病人自尊、减少护理工作量、减轻心脏负担。若不能取蹲位或坐位，则以左侧卧位较好。

（三）饮食和运动

神经源性肠道病人的均衡饮食对满足其机体需要、维持良好营养状态非常重要。纤维素的摄入以 15～20 g/天为宜，但是应根据病人的耐受程度进行调整，过多或过少的纤维素摄入都不利于病人的排便。另外，每天应保证足够的饮水量，防止粪便坚硬干燥、不易排出。若病人出现营养不良、脱水、体重显著下降、食欲不佳等情况，应及时咨询营养师。

规律的体力活动以及站立训练有助于神经源性肠道的管理，但应注意运动时的安全，预防跌倒或运动损伤。

（四）盆底肌功能训练

病人平卧，嘱其吸气时收缩肛门，此时盆底肌向上提起；在肛门收缩时，大腿部、腹部等盆底肌以外的肌肉保持放松；保持收缩状态 5～10 秒，重复做 10～20 次，每日 3 组，以促进盆底肌肉功能恢复。

（五）药物使用

1．口服药物

常用口服药物有促胃肠动力药、各类缓泻剂等。操作者应观察药物的疗效和不良反应。

2．直肠栓剂

甘油栓和开塞露是常用的直肠刺激剂和润滑剂。其他常用栓剂如比沙可啶栓等。使用栓剂时需注意栓剂应直接接触直肠壁。

（六）经肛门灌洗

经肛门灌洗适用于进行保守肠道护理（包括手指直肠刺激、人工清便、药物、生活方式干预等）无效或疗效不佳的病人，有助于排空病人直肠、乙状结肠和降结肠内的粪便。经肛门灌洗器有手动或电动等不同类型，可在餐后 20～30 分钟实施，灌洗液建议使用 36 ℃～38 ℃温水（电解质失衡的病人可使用 0.9%生理盐水），泵入速度为 200～300 ml/分钟。初始灌洗量可为 500 ml，每次可增加 100 ml。操作时，病人可坐在马桶或坐便椅上，将带有气囊的导管插入直肠，气囊充气以保持导管在直肠内，然后泵入灌肠液。灌洗结束后，将球囊放气并移除导管，然后排空灌洗液和其他肠内容物。实施经肛门灌洗时应密切监测肠穿孔、出血、结肠炎、电解质紊乱等并发症，脊髓损伤病人还需监测自主神经反射异常的发生。

（七）注意事项

1．长期坚持

有效的肠道管理需要不断地评估和调整，可能数月才能建立规律的排便行为，这需要医护人员、病人和照顾者长期和共同的努力，因此应鼓励病人和家属配合治疗，增强其康复的信心。

2．预防并发症

在实施神经源性肠道护理期间，应密切监测相关并发症。当病人出现腹泻时，注意对肛周皮肤的保护，避免发生皮肤损伤。脊髓损伤病人还需监测自主神经反射异常的发生。

第六节　日常生活活动能力训练技术

一、概述

日常生活活动（Activities of Daily Living，ADL）是指人们为了维持生存以及适应生存环境而必须每天反复进行的、最基本的、最具有共同性的活动。ADL 大致包括运动、自理、交流、家务活动和娱乐活动等。自我照顾性活动即自我护理是个体在稳定或变化后的环境中维持生命，增进健康与幸福，确保自身功能健全和发展而进行的自我照顾活动。自理的内容主要包括进食、更衣、如厕、个人的清洁卫生等。根据病人的功能状况，针对性地进行自我照顾性日常生活活动能力训练，或通过代偿手段维持和改善病人的 ADL 能力，最终发挥病人的最大潜能，提高生活质量。

（一）训练环境与常用设备

进行 ADL 训练时最好有一间专门的训练室，室中模拟典型的家庭环境布置，配备床、椅、衣柜、个人卫生用品、坐便器、浴盆、厨房用具和清洁卫生工具等日常生活常用设施，还可以因地制宜、就地取材选取训练工具，有条件的情况下可配置环境控制系统，用以训练重度残疾病人。

（二）ADL 训练的方法与步骤

1. 评估功能状况

评估病人能完成和不能完成的日常生活活动，病人能否自己找出相应的解决方法；评估病人的整体情况，进行这些活动时是否安全。

2. 确定训练目标

训练的目标由病人提出，或由病人和治疗师协商决定。

3. 选择训练方法

根据病人不同的功能状况，选择适当的教学方法。如可采用视、听教学，可按照运动学习的步骤分阶段实际操作。

（三）训练原则

ADL 训练需要反复实践，并在实际应用环境中检验训练效果。

1. 针对性原则

严格按照病人疾病特点、病程、评定结果等制订个体化康复训练计划，并根据病人功能状况变化及时调整训练方案。

2. 渐进性原则

训练强度由小到大，时间由短到长，动作的复杂性由易到难。开始训练一项活动时难度不宜过高，以免引起焦虑情绪。根据病人功能状况的改善情况适时给予鼓励，增强其自信心。

3. 持久性原则

训练时间越长，动作的熟练程度越高，效果越好，因此训练需要持之以恒。

4. 综合性原则

在训练中，既重视局部的训练，也要重视全身功能状况的改善，还要注意病人的心理健康状态。调整病人的心理状态，可以调动其参与训练的积极性，同时良好的功能训练效果也可以促进病人的心理健康，所以训练中要注重病人身心整体功能的康复。

5. 安全性原则

不管采取任何训练方式，都应以保证病人安全为前提，训练中密切观察病人病情变化，避免因训练方法不当造成损伤或病情加重。

二、训练方法

（一）进食障碍训练指导

饮食是人体摄取营养的必要途径。合理的饮食和营养可以满足人体需求，促进组织修复，提高机体免疫力，使病人尽快恢复。康复对象存在着的不同程度的功能障碍，都会直接或间接地影响进食和营养的补充，因此有必要进行进食障碍训练指导。

1. 训练条件

（1）病人意识清醒，全身状况稳定。

（2）体位能够保持稳定。

（3）能产生吞咽反射、咳嗽反射，根据病人的功能状况选择适当的餐饮用具。

2. 训练方法

（1）进食训练：①病人保持直立的坐姿，身体靠近餐桌，患侧上肢放在桌子上；卧床病人取健侧卧位；②将食物及餐具放在便于使用的位置，使用防滑底的餐饮具或在餐饮具下面安装吸盘或放置防滑垫防止其滑动，使用盘挡防止饭菜被推出盘外；③对丧失抓握能力、协调性差或关节活动受限者，可将食具进行改良，如使用加长加粗的叉、勺或佩戴橡皮食具持物器等协助进食；④有吞咽障碍的病人必须先进行吞咽动作训练，再进行进食训练。

（2）饮水训练：①杯中倒入适量的温水，放在方便取放的位置；②可用患手持杯，健手协助稳定患手，端杯至口边，饮水；③使用加盖及有饮水孔的杯子，必要时可用吸管饮水。

3. 注意事项

（1）创造良好的饮食环境，排除干扰用餐的因素等。

（2）根据康复对象的吞咽和咀嚼功能选择食物，进食后观察口中有无残存食物，必要时床旁备吸引器。

（3）鼓励病人尽可能自己进食，必要时给予护理援助。

（4）整个训练过程中护理人员必须守候病人，不得离开。

（二）穿脱衣物训练指导

衣物的穿脱是日常生活活动不可缺少的动作。对有身体功能障碍而不能完成衣物穿脱动作的康复对象，只要能保持坐位平衡，有一定的协调性和准确性，即应当指导病人利用残存功能来解决衣物的穿脱问题，以恢复生活自理能力。下面以偏瘫病人为例指导穿脱衣物训练。

1. 训练条件

（1）病人能够保持坐位平衡。

（2）病人健侧具备基本的活动能力，有一定协调性和准确性。

2. 训练方法

（1）穿、脱套头上衣：①先将患手穿上袖子并拉到肘部以上，再穿健侧衣袖，最后套头、整理；②脱衣时先将衣服脱至胸部以上，再用健手将衣服拉住，从背部将头脱出，脱健手后再脱患侧。

（2）穿、脱开身上衣：先穿患侧，再穿健侧，步骤如下：①把袖子穿在患侧的手臂上，继而把衣领拉至患侧的肩上；②健手转到身后把衣服沿患肩拉至健肩；③把健侧的手臂穿入另一侧衣袖；④把衣服拉好，系好扣子。脱衣顺序与穿衣顺序相反，先脱健侧，再脱患侧。

（3）穿、脱裤子：①穿裤时将患腿屈髋、屈膝放在健腿上，套上裤腿后拉到膝以上，放下患腿，全脚掌着地，健腿穿裤腿并拉到膝以上，抬臀或站起向上拉至腰部，整理系紧；②脱裤时顺序与穿衣顺序相反，先脱健侧，再脱患侧。

（4）穿、脱袜子和鞋：①穿袜子和鞋时先将患腿抬起放在健腿上，用健手为患足穿袜子和鞋，放下患足，双足着地，重心转移至患侧，再将健侧下肢放到患侧下肢上方，穿好健侧的袜子和鞋；②脱袜子和鞋时顺序相反。

3．注意事项

（1）衣物穿脱动作的训练，必须在掌握坐位平衡的条件下进行。

（2）在衣物选择上，应当选用大小、松紧、薄厚适宜，易吸汗，又便于穿脱的衣、裤、鞋、袜，纽扣、拉链和鞋带使用尼龙搭扣，裤带选用松紧带等。

（3）必要时可使用辅助用具，如纽扣牵引器、鞋拔等。

（4）偏瘫病人在衣物穿脱顺序上，注意穿衣时先患侧后健侧，脱衣时先健侧后患侧。

（三）个人卫生训练指导

清洁是人的基本需要之一，全身皮肤和黏膜的清洁，对于体温的调节和并发症的预防具有重要意义，个人卫生特别是头面部的清洁和衣着的整洁也影响着人的精神状态和社会交往。康复对象生活不能自理，很多体现在不能解决个人的卫生问题。个人卫生包括洗手、洗脸、拧毛巾、刷牙、修剪指甲及入浴等。

1．训练条件

（1）病人体温、脉搏、血压等生命体征稳定。

（2）病人能保持坐位平衡 30 分钟以上，有一定的转移的能力。

（3）健侧肢体肌力良好，可独立进行洗浴。

（4）浴室温度适宜，设施安全。

2. **训练方法**

（1）洗脸、洗手训练：①病人坐在洗脸池前，用健手打开水龙头放水，调节水温，洗脸、洗手和前臂；②洗健手时，患手贴在水池边伸开放置或将毛巾固定在水池边缘，涂过香皂后，健手及前臂在患手或毛巾上搓洗；③拧毛巾时，可将毛巾套在水龙头上，然后用健手将两端合拢，再向一个方向拧干。

（2）刷牙训练：借助身体将牙膏固定（如用膝夹住），用健手将盖旋开，刷牙由健手完成；还可采用助具协助进行，如环套套在手掌上，将牙刷插入套内使用。

（3）剪指甲：将指甲剪固定在桌子上，一端突出桌沿，伸入需修剪的指甲于剪刀口内，用患手掌下压指甲剪柄即可剪去指甲。双手力量均差者可用下颌操作指甲刀。

（4）洗澡：①盆浴。病人坐在浴盆外椅子上（最好是木质椅子，高度与浴盆边缘相等），脱去衣物，先用健手把患腿置于盆内，再用健手扶住盆沿，健腿撑起身体前倾，抬起臀部移至盆内椅子上，再把健腿放于盆内。另一种方法是病人将臀部移至浴盆内横板上，先将健腿放入盆内，然后帮助患腿放入盆内。洗浴完毕后，出浴盆顺序与入浴盆顺序相反。②淋浴。病人坐在椅子上，先开冷水管，再开热水管调节水温。洗澡时可用健侧手持毛巾擦洗或用长柄的海绵刷协助擦洗背部和身体的远端。如果患侧上肢肘关节以上有一定控制能力，可将毛巾一侧缝上布套，套于患臂上协助擦洗。将毛巾压在腿下或夹在患侧腋下，用健手拧干。

3. **注意事项**

（1）洗澡水温一般在 38 ℃～42 ℃。

（2）出入浴室时应穿防滑的拖鞋，要有人在旁边保护。

（3）病人洗澡的时间不宜过长，浴盆内的水不宜过满。

（四）乘轮椅如厕训练指导

排泄是维持生命的重要过程，病人独立完成如厕动作，能满足其关于隐私和自尊的需求。应根据病人的功能状况，对卫生间的环境和设施进行调整和改造，使病人安全顺利地完成轮椅到坐便器的转移、穿脱裤子、擦拭、冲洗和洗手等一系列如厕动作。

1．训练条件

（1）病人能保持身体平衡。

（2）卫生间符合无障碍卫生间要求。

2．训练方法

（1）病人乘坐轮椅靠近坐便器，关好刹车，翻起脚踏板。

（2）分开双脚，稳固地踏在地面上，躯干微向前倾，以健手撑起身子站起。

（3）转向，将两腿后面靠近坐便器，解开裤带，并脱裤子到臀部以下、膝盖以上，坐到便器上排便。

（4）便后用健手擦拭，冲洗厕所，用手拉裤子站起后整理，洗手。

3．注意事项

（1）训练时要有人保护。

（2）卫生间的扶手要牢固耐用，地面要保持干燥。

（五）步行训练指导

步行是人们日常生活中最基本的功能活动之一，恢复步行能力是大多数偏瘫病人及其家属最急迫的要求，也是康复治疗的重要目标之一。

1．训练条件

（1）患腿要有足够的负重能力，能够支撑体重的 3/4 以上。

（2）有良好的站位平衡能力，室内步行需达到 2 级平衡，室外步行需达到 3 级平衡。

（3）下肢有完整的本体感觉，有主动屈伸髋、膝关节的能力。

2．训练方法

（1）步行前准备活动：在帮助下（扶持或靠墙）能完成步行的分解动作，包括重心转移练习，患肢负重练习，交叉侧方迈步，前后迈步，加强膝、髋控制能力的练习等。

（2）平行杠内训练或扶持步行训练：步行训练初期，为保证安全，最好让病人在平行杠内进行向前行走、向后倒走、转身、侧方行走等；偏瘫病人扶持行走时，护士要站在偏瘫侧，一手握住病人的患手，使其拇指在上，掌心向前，另一手从患侧腋下穿出置于胸前，手背靠在胸前处，使患手伸直，与病人一起向前缓慢步行。

（3）室内行走：在平行杠内不扶杠能行走时即可进行室内行走。开始在室内上肢尽量以内收内旋的状态上抬，与健足站在同一层台阶上。下楼梯：健手抓住前下方的扶手→用健侧手足支撑身体，患足移至下一个台阶上→将健足下到与患足同一个台阶上。当病人熟练掌握后，可练习一足一阶法。

3．注意事项

（1）训练时要提供安全、无障碍的环境。注意保护病人，穿合脚的鞋袜，不要紧接在饭后、午睡和入浴后训练。

（2）偏瘫病人进行训练时，护理人员一定要给予必要的帮助，病人身体不稳时，不可牵拉其患侧肢体，以免造成骨折和脱臼。

第七节　心理康复护理技术

一、概述

（一）定义

心理护理是指在康复护理过程中，护士运用心理学的理论和技术，以良好的人际关系为基础，通过各种方式或途径，给予病人积极的影响，以改变其不良的心理状态和行为，解决心理健康问题，促进病人的身心康复。康复护理的对象主要是残疾者和慢性病病人，他们不同程度地存在心理和社会适应障碍，所以心理护理应贯穿康复活动的全过程。

（二）残疾者常见心理问题

残疾是人生中的重大挫折，残疾者的心理反应和变化规律是影响康复进程的重要因素。病人从突然致残到慢性康复的过程中，心理活动复杂而多变，主要表现为以下心理活动特点。

1．心理危机

心理危机是指个体遇到突发事件或面临重大的挫折和困难，既不能回避又无法用自己的资源和应激方式来解决时所出现的心理反应。可表现为食欲减退、睡眠障碍、恐惧、焦虑、抑郁、社交退缩、容易自责或怪罪他人等。护理人员应主动进行干预，提供心理援助，帮助病人顺利度过这个阶段。

2. 焦虑心理

残疾会导致身体外观异常和机体部分功能的丧失，病人对自身的认识和感觉体验受到伤害，导致焦虑情绪。表现为无明确客观原因的紧张担心、心烦意乱、失眠、无助感和全身不适等。严重的焦虑不仅会增加生理和心理上的痛苦，而且会对康复进程产生不利的影响。

3. 抑郁心理

残疾必然伴随功能丧失，同时长期受疾病的折磨，多数病人会产生轻重不同的抑郁情绪。轻者表现为情绪低落，丧失生活乐趣、食欲减退和体重减轻等，严重的抑郁会导致绝望。

4. 自卑心理

自卑心理指个体对于自我品质、自我能力的评价或自我信念处于消极状态。残疾者要面对自我形象的变化、功能的丧失、社会地位和经济收入以及家庭角色的巨大变化，容易产生自卑心理，表现为敏感多疑、过分的自我意识或心理失衡，往往选择拒绝参加社会活动，甚至自我隔离封闭。

5. 孤独心理

社会信息的剥夺和对亲人依恋的需要得不到满足是病人产生孤独感的主要原因。残疾者常因外表的区别、机体功能受限、创造的社会价值较低、花费较多和连累家人等原因，在社会上受重视程度降低；同时残疾造成身体行动的不便，以及残疾者的自卑心理等，导致与社会接触减少，接收外界信息减少，容易产生孤独心理。

6. 依赖心理

依赖心理是一个人在自立、自信、自主方面发展不成熟，遇事往往犹豫不决，难以自己作出决定，过分地依赖他人才能决策和行动的一种不良心理。一个人患病或残疾以后，自然会受到家人和亲友的关心照顾，长期被照顾会使病人通过自我暗示，认为自己的病很严重，变得被动、依赖、顺从，情感脆弱甚至幼稚，爱与归属感增强，希望得到更多人的关心和温暖，否则会感到孤独、自怜。

7. 退化心理

退化心理是心理和行为上出现的退缩反应，即表现出其年龄所不应有的幼稚行为反应，利用自己退化的行为来争取别人的同情与照顾，用以避免面对现实的问题与痛苦。

（三）影响残疾者心理反应的主要因素

1. 个体因素

（1）个体生物因素：伤残病人的心理状态受病人的年龄、疾病类型和躯体残疾程度影响。

（2）个体心理因素：与病人的个性心理特征有关。

2. 家庭因素

家庭成员作为病人最亲近的人，给予病人心理、经济上的支持以及日常生活的照料，对病人的心理康复起着非常重要的作用。

3. 社会因素

（1）发达的社会精神文明、完善的社会支持和保障系统利于残疾病人心理康复，早日回归社会。

（2）医护人员因素：医护人员良好的道德品质，诊疗过程中和蔼可亲的态度、准确规范的语言以及高超的治疗技术都会对病人的心理康复起到积极的作用。

4. 心理护理的原则

（1）建立良好的沟通环境：心理护理是在康复护理人员与病人的交往过程中完成的，融洽、良好的沟通交流环境是心理护理的基础。

（2）身心治疗相结合：在康复护理中，各种疾病的心理因素和躯体因素可以互为因果和互相影响，因此在心理护理的同时应综合运用药物、运动疗法等其他治疗方法，积极处理和改善躯体症状。在躯体治疗的同时，要充分发挥心理护理的作用，消除心理因素和生理因素相互影响而形成的恶性循环，使病人的身心功能协调平衡。

（3）自主性原则：使病人认识到自我护理是一种为了自己的生存、健康及舒适所进行的活动，是一种心理健康的表现。护理人员要充分调动病人的主观能动性，积极参与自身康复活动，尽可能地部分或全部照顾自己，为全面康复创造条件。

二、心理护理方法

（一）营造积极向上的心理环境

护理人员应主动与病人交流，尊重病人，善于倾听。及时解决病人的疑问，以建立和谐的沟通环境。可根据病人疾病、性格及心理特点的不同安排病房和床位。将开朗乐观的病人与悲观消极的病人安排在同一间病房，将康复进展迅速、成功的病人与病情反复、情绪低落的病人安排在同一间病房，使他们能够进行情感和康复经验的交流，用一方积极的情绪去感染和改变另外一方，从而激发病人积极的心理状态。

（二）心理支持

支持心理疗法是护理人员通过护患沟通了解病人的心理问题，消除心理紊乱，提高心理承受能力，恢复心理平衡的一种护理方法。具体方法包括保证、解释、指导、鼓励和疏导等。

1. 保证

残疾病人常将注意力全部集中在残疾的身体部位而忽略本身尚存的身体功能，导致自我评价太低，加重了痛苦和焦虑。护理人员可在康复评定的基础上，根据病人的实际情况，用科学的态度对康复效果作出切合实际的保证，让病人看到康复的希望，缓解紧张情绪。

2. 解释

护理人员在了解病人心理问题的原因后，有针对性地进行解释。解释内容包括残疾者目前的处境、治疗程序、可能的恢复程度及医疗技术的局限性、情绪波动与疾病的关系等，逐渐消除一些不切实际的幻想，以良好的心态接受事实。

3. 指导

人生的中途致残者要面对家庭及社会角色的变化，许多具体问题需要指导，如护理人员要指导病人残疾后生活的安排、营养的摄入等，调节自己的生活方式，学会与残疾共生，以最佳的方式生活下去。

4. 鼓励

护理人员对病人恰当地鼓励且与病人的治疗阶段相联系时会取得很好的效果，而不应泛泛使用，如利用病人在康复过程中的任何进步进行正强化；用自己的康复知识发表权威性的评论；用自己乐观的情绪表达对病人康复的信心等。

5. 疏泄

致残后的人要经历心理危机及各种复杂多变的心理活动，护理人员要创造条件，诱导或启发病人将内心被压抑的痛苦和感受发泄出来，以同情、谅解、耐心的态度听取病人的倾诉，获取病人的信任，从而有针对性地加以引导，使病人获得心理上的轻松感。

（三）正确应用心理防卫机制

应用积极的心理防卫机制如幽默、补偿、升华，可以化解心理危机，树立信心去克服困难和寻求新的出路。许多残疾人自强不息、顽强拼搏，不但能较好地康复，还能为社会作出贡献，最大限度地体现自己的社会价值。

（四）防止医源性因素的影响

医院和病房整洁舒适的环境，医护人员娴熟的技术操作，和蔼可亲的态度，权威性的影响和暗示，都会对残疾病人的心理活动产生积极的影响。医护人员要掌握病人的心理活动规律，满足病人的心理需要，防止医源性因素对康复进程的影响。

（五）提供康复信息和社会支持

给需要功能代偿的残疾者提供装备矫形器、假肢的信息；改造公共设施，使残疾者能方便地活动等都可以稳定病人情绪，提高其抗挫折能力。来自家属、亲友和社会各方面的精神和物质上的支持，良好的社会道德风尚，对他们身心康复、回归社会起着积极的作用。

（六）寻求心理咨询和心理治疗的帮助

康复护理人员运用心理学的理论和技术，通过和康复病人专业的心理沟通与咨询，达到心理康复护理的目的。

第六章 常见疾病的护理方法研究

第一节 脑卒中的康复护理方法

一、概述

脑卒中（stroke）亦称脑血管意外（Cerebrovascular Accident，CVA），曾称"中风"，是指突然发生的、由脑血管疾病引起的局限性或全脑功能障碍，持续时间超过 24 小时或引起死亡的临床综合征。它包括脑梗死（Cerebra Linfarction）、脑出血（Cerebral Hemorrhage）和蛛网膜下腔出血（Subarachnoid Hemorrhage）。脑梗死包括脑栓塞（Cerebral Embolism）、脑血栓形成（Cerebral Thrombosis）和腔隙性脑梗死（Lacunar Infarction）。脑卒中是危害中老年人生命与健康的常见病，我国城乡脑卒中年发病率为 200/10 万，年死亡率为（80～120）/10 万，存活者中 70% 以上有不同程度的功能障碍，其中 40% 为重度残疾，脑卒中的复发率达 40%。

WHO 提出脑卒中的危险因素包括：①可调控的因素，如高血压病、心脏病、糖尿病、高脂血症等；②可改变的因素，如不良饮食习惯、大量饮酒、吸烟等；③不可改变的因素，如年龄、性别、种族、家族史等。近年来，随着临床诊疗水平的提高，脑卒中急性期的死亡率有了大幅度下降，使得人群中脑卒中的总患病率和致残率明显下降。

由于发生脑卒中时脑损伤的部位、范围和性质不同，在临床上可以表现为：①感觉和运动功能障碍：表现为偏身感觉（浅感觉和深感觉）障碍、一侧视野缺失（偏盲）和偏身运动障碍；②交流功能障碍：表现为失语、构音障碍等；③认知功能障碍：表现为记忆力障碍、注意力障碍、思维能力障碍、失认等；④心理障碍：表现为焦虑、抑郁等；⑤其他功能障碍：如吞咽困难、二便失禁、性功能障碍等。根据 WHO《国际功能、残疾与健康分类》（ICF），脑卒中患者功能受损的程度可分为三个水平：①器官水平的功能障碍，即身体结构与功能的损害。②个体水平的功能障碍，即活动受限（指日常生活活动能力受限）。③社会水平的功能障碍，即参与受限（指参与社会生活的能力受限）。环境因素与所有功能及其损害交互作用，对三个水平产生积极或消极的影响。

为了最大限度地降低脑卒中的致残率，提高患者的生存质量，应在及时抢救治疗的同时，积极开展早期康复治疗。脑卒中三级康复网络的建立符合我国分层级康复医疗服务体系的基本要求：一级康复是指脑卒中急性期在神经内科或神经外科住院期间进行的康复治疗，卒中单元（stroke unit）已经成为脑卒中规范治疗的重要组成部分，即将早期规范的康复治疗与脑卒中急性期治疗有机地结合，积极防治各种并发症，为下一步改善患者受损的功能创造条件；二级康复是指脑卒中恢复早期在康复医学科或康复中心进行的康复治疗，尽可能使脑卒中患者受损的功能达到最大程度的改善，提高患者日常生活活动能力；三级康复是指脑卒中恢复中后期和后遗症期在社区或家庭开展的康复治疗，提高患者参与社会生活的能力。

二、康复护理评定

（一）脑损害严重程度评定

1. 格拉斯哥昏迷量表（Glasgow Coma Scale，GCS）

国际上普遍采用 GCS 来判断损伤期的意识状况，见表 6-1 所示。

表 6-1　格拉斯哥昏迷量表

项目	试验	患者反应	评分
睁眼反应	自发	自己睁眼	4
	言语刺激	大声向患者提问时患者睁眼	3
	疼痛刺激	捏患者时能睁眼	2
	疼痛刺激	捏患者时不睁眼	1
运动反应	口令	能执行简单命令	6
	疼痛刺激	捏痛时患者拨开医生的手	5
	疼痛刺激	捏痛时患者撤出被捏的手	4
	疼痛刺激	捏痛时患者身体呈去皮质强直（上肢屈曲，内收内旋；下肢伸直，内收内旋，踝屈曲）	3
	疼痛刺激	捏痛时患者身体呈去大脑强直（上肢伸直，内收内旋，腕指屈曲；下肢去皮质强直）	2
	疼痛刺激	捏痛时患者毫无反应	1
言语反应	言语	能正确会话，并回答医生他在哪儿、他是谁及年和月	5
	言语	言语错乱，定向障碍	4
	言语	说话能被理解，但无意义	3
	言语	能发出声音但不能被理解	2
	言语	不发声	1

2. 脑卒中患者临床神经功能缺损程度评分标准

该量表是我国学者在参考爱丁堡—斯堪的那维亚评分量表的基础上编制而成的，它是目前我国用于评定脑卒中临床神经功能缺损程度最广泛的量表之一。其总分为 45 分，0～15 分为轻度神经功能缺损，16～30 分为中度神经功能缺损，31～45 分为重度神经功能缺损。

3. 美国国立卫生研究院卒中量表（NIH Stroke Scale，NIHSS）

NIHSS 是国际上公认的、使用频率最高的脑卒中评定量表，有 11 项检测内容，得分低说明神经功能损害程度轻，得分高说明神经功能损害程度重。

（二）运动功能评定

1. Brunnstrom 运动功能评定法

Brunnstrom 将脑卒中偏瘫运动功能恢复分为 6 期，根据患者上肢、手和下肢肌张力与运动模式的变化来评定其运动功能恢复情况。Brunnstrom 1 期为患者无随意运动；Brunnstrom 2 期为患者开始出现随意运动，并能引出联合反应、共同运动；Brunnstrom 3 期为患者的异常肌张力明显增高，可随意出现共同运动；Brunnstrom 4 期为患者的异常肌张力开始下降，其共同运动模式被打破，开始出现分离运动；Brunnstrom 5 期为患者的肌张力逐渐恢复，并出现精细运动；Brunnstrom 6 期为患者的运动能力接近正常水平，但运动速度和准确性比健侧差。

2. Fugl-Meyer 评定法

Fugl-Meyer 评定法，见表 6-2 所示。主要包括肢体运动、平衡和感觉积分，以及被动关节活动度积分（包括运动和疼痛总积分）。

表 6-2　Fugl-Meyer 评定积分总表

评定内容		最大积分
肢体运动	上肢	36
	腕和手	30
	上肢总积分	66
	下肢总积分	34
	总运动积分	100
平衡总积分		14
感觉总积分		24
被动关节活动度	运动总积分	44
	疼痛总积分	44
Fugl-Meyer 总积分		226

（三）平衡功能评定

1. 三级平衡检测法

三级平衡检测法在临床上经常使用，I级平衡是指在静态不借助外力的条件下，患者可以保持坐位或站立位平衡；Ⅱ级平衡是指在支撑面不动（坐位或站立位）条件下，患者的身体的某个或几个部位运动时可以保持平衡；Ⅲ级平衡是指患者在有外力作用或外来干扰的条件下，仍可以保持坐位或站立位平衡。

2. Berg 平衡量表

Berg 平衡量表是脑卒中临床康复与研究中最常用的量表，一共有 14 项检测内容，包括：①坐→站。②无支撑站立。③足着地，无支撑坐。④站→坐。⑤床→椅转移。⑥无支撑闭眼站立。⑦双脚并拢，无支撑站立。⑧上肢向前伸。⑨从地面拾物。⑩站立位转身向后看。⑪转体 360°。⑫双脚交替踏台阶。⑬双足前后位，无支撑站立。⑭单腿站立。每项评分 0~4 分，满分 56 分，得分高表明平衡功能好，得分低表明平衡功能差。

（四）日常生活活动能力评定

日常生活活动能力评定是脑卒中临床康复常用的功能评定，其方法主要有 Barthel 指数和功能活动问卷（FAQ）。

（五）生存质量评定

生存质量（QOL）评定分为主观取向、客观取向和疾病相关的 QOL 三种，常用量表有生活满意度量表、WHOQOL-100 量表和 SF-36 量表等。

（六）其他功能障碍的评定

其他功能障碍的评定还有感觉功能评定、认知功能评定、失语症评定、构音障碍评定、心肺功能评定和心理评定等。

三、康复护理措施

脑卒中突然发病后，根据脑组织受损的程度不同，临床上可有相应中枢神经受损的表现。常见的功能障碍有偏身感觉障碍、运动障碍、偏盲，可以合并有吞咽功能障碍、交流功能障碍、认知功能障碍、心理障碍，以及肩部问题和二便问题等，严重的可以出现四肢瘫、昏迷，甚至死亡。脑卒中康复主要是针对上述功能问题进行相应的处理，只有早期康复介入，采取综合有效的措施，并注意循序渐进和患者的主动参与，才能最大限度地减轻其中枢神经受损的功能，为提高脑卒中患者的生存质量创造条件。

（一）康复目标与时机选择

1. 康复目标

采用一切有效的措施预防脑卒中后可能发生的并发症（如压疮、坠积性或吸入性肺炎、尿路感染、深静脉血栓形成等），改善受损的功能（如感觉、运动、语言、认知和心理等），提高患者的日常生活活动能力和参与社会生活能力，即提高脑卒中患者的生存质量。

2. 康复时机

循证医学研究表明，早期康复有助于改善脑卒中患者受损的功能，减轻残疾的程度，提高其生存质量。为了避免过早的主动活动使得原发的神经病学疾患加重，影响受损功能的改善，通常主张在生命体征稳定 48 小时后，原发神经病学疾患无加重或有改善的情况下，开始进行康复治疗。脑卒中康复是一个长期的过程，病程较长的脑卒中患者仍可从康复中受益，但其效果较早期康复者差。对伴有严重的合并症或并发症，如血压过高、严重的精神障碍、重度感染、急性心肌梗死或心功能不全、严重肝肾功能损害或糖尿病酮症酸中毒等，应在治疗原发病的同时，积极治疗合并症或并发症，待患者病情稳定 48 小时后方可逐步进行康复治疗。

（二）基本原则

康复治疗的基本原则有以下几方面：①选择合适的病例和早期康复时机；②康复治疗计划是建立在功能评定的基础上，由康复治疗小组共同制订，并在其实施过程中酌情加以调整；③康复治疗贯穿脑卒中治疗的全过程，做到循序渐进；④综合康复治疗要与日常生活活动和健康教育相结合，并有脑卒中患者的主动参与及其家属的配合；⑤积极防治并发症，做好脑卒中的二级预防。

（三）急性期康复治疗

脑卒中急性期通常是指发病后的 1～2 周，相当于 Brunnstrom 分期 1～

2 期，此期患者从患侧肢体无主动活动到肌肉张力开始恢复，并有弱的屈肌与伸肌共同运动。康复治疗是在神经内科或神经外科常规治疗（包括原发病治疗，合并症治疗，控制血压、血糖、血脂等治疗）的基础上，患者病情稳定 48 小时后开始进行。本期的康复治疗为一级康复，其目标是通过被动活动和主动参与，促进偏瘫侧肢体肌张力的恢复和主动活动的出现，以及肢体正确地摆放和体位的转换（如翻身等），预防可能出现的压疮、关节肿胀、下肢深静脉血栓形成、尿路感染和呼吸道的感染等并发症。偏瘫侧各种感觉刺激、心理疏导，以及其他相关的床边康复治疗（如吞咽功能训练、发音器官运动训练、呼吸功能训练、心肺康复训练等），有助于脑卒中患者受损功能的改善。同时，积极控制相关的危险因素（如高血压、高血糖、高血脂和心房纤颤等），做好脑卒中的二级预防。

1. 体位与患肢的摆放

定时翻身（每 2 小时一次）是预防压疮的重要措施，开始以被动为主，待患者掌握翻身动作要领后，由其主动完成。为增加偏瘫侧的感觉刺激，多主张偏瘫侧卧，适当采取健侧卧位，尽可能少地采取仰卧位，避免半卧位。偏瘫侧卧时偏瘫侧上肢应呈肩关节前屈 90°，伸肘、伸指、掌心向上；偏瘫侧下肢呈伸髋、膝稍屈、踝背屈 90°，而健侧肢体放在舒适的位置。仰卧位时，偏瘫侧肩胛骨和骨盆下应垫薄枕，防止日后的痉挛，偏瘫侧上肢呈肩关节稍外展、伸肘、伸腕、伸指、掌心向下；偏瘫侧下肢呈屈髋、屈膝、足踩在床面上（必要时给予一定的支持或帮助）或伸髋、伸膝、踝背屈 90°（足底可放支持物或置丁字鞋，痉挛期除外），健侧肢体可放在舒适的位置。健侧卧时，偏瘫侧上肢有支撑（垫枕），肩关节呈前屈 90°，伸肘、伸腕、伸指，掌心向下；偏瘫侧下肢有支撑（垫枕），呈迈步状（屈髋、屈膝、踝背屈 90°，患足不可悬空）。

2. 偏瘫肢体被动活动

本期多数脑卒中患侧肢体主动活动不能或很弱，肌张力低。为了保持关节活动度，预防关节肿胀和僵硬，促进偏瘫侧肢体主动活动的早日出现，以被动活动偏瘫肢体为主。活动顺序为从近端关节到远端关节，一般每日 2～3 次，每次 5 分钟以上，直至偏瘫肢体主动活动恢复。同时，嘱患者头转向偏瘫侧，通过视觉反馈和治疗师言语刺激，有助于患者的主动参与。被动活动宜在无痛或少痛的范围内进行，以免造成软组织损伤。在被动活动肩关节时，偏瘫侧肱骨应呈外旋位，即手掌向上（仰卧位），以防肩部软组织损伤产生肩痛。

3．床上活动

（1）促进腹式呼吸：脑卒中患者卧床后腹肌收缩活动与张力明显降低，表现为胸式呼吸，仰卧位时胸廓向上、向外牵拉，胸骨和肋骨异常抬高，因此治疗师需促进其肋部向下、向内运动，被动地使胸廓恢复正常位置，这样有利于纠正胸式呼吸为腹式呼吸。

（2）双手叉握上举运动：双手叉握，偏瘫手拇指置于健手拇指掌指关节之上（Bobath 握手），在健侧上肢的帮助下，做双上肢伸肘，肩关节前屈、上举运动。

（3）翻身：向偏瘫侧翻身呈患侧卧，双手叉握、伸肘、肩前屈 90°，健侧下肢屈膝屈髋、足踩在床面上，头转向偏瘫侧，健侧上肢带动偏瘫侧上肢向偏瘫侧转动，并带动躯干向偏瘫侧转，同时健侧足踏在床面用力，使得骨盆和下肢转向偏瘫侧；向健侧翻身呈健侧卧，动作要领同前，只是偏瘫侧下肢的起始位需他人帮助，健侧卧的肢位摆放同前。

（4）桥式运动（仰卧位屈髋、屈膝、挺腹运动）：仰卧位，上肢放于体侧，双下肢屈髋屈膝，足平踏于床面，伸髋使臀部抬离床面，维持该姿势并酌情持续 5～10 秒。

4．运动想象疗法

运动想象疗法可用于脑卒中恢复的任何阶段，因为其实施不依赖患者的残存运动功能，而是在想象中执行一个或一系列具体动作（不产生肢体活动），但要求患者有一定的认知能力。

5．物理因子治疗

局部机械性刺激（如用手在相应肌肉表面拍打等）、冰刺激、功能性电刺激、肌电生物反馈和局部气压治疗等，可使瘫痪肢体肌肉通过被动引发的收缩与放松，逐步改善其张力及运动功能；音乐治疗能够辅助改善焦虑、抑郁，促进功能恢复；经颅磁刺激能够改变大脑皮质神经细胞的膜电位，使之产生感应电流，影响脑内代谢和神经电活动；经颅直流电刺激可通过调节神经网络发挥作用，采用阳极刺激和阴极刺激不同的脑功能区，从而起到治疗作用。

6．中国传统疗法

常用的有按摩和针刺治疗等，通过深浅感觉刺激，有助于局部肌肉的收缩和血液循环，从而促进患侧肢体功能的改善。

（四）恢复早期康复治疗

脑卒中恢复早期（亚急性期）是指发病后的3~4周，相当于Brunnstrom分期2~3期，患者从患侧肢体弱的屈肌与伸肌共同运动到痉挛明显，患者能主动活动患肢，但肌肉活动均为共同运动。本期的康复治疗为二级康复，其目标除预防常见并发症和脑卒中二级预防以外，应抑制肌痉挛，促进分离运动恢复，加强患侧肢体的主动活动，并与日常生活活动能力训练相结合，注意减轻偏瘫肢肌痉挛，避免加强异常运动模式（上肢屈肌痉挛模式和下肢伸肌痉挛模式）。同时，针对患者其他方面的功能障碍配合相应的康复治疗。

1. 床上与床边活动

（1）上肢上举运动：当偏瘫侧上肢不能独立完成动作时，仍采用前述双侧同时运动的方法，只是偏瘫侧上肢主动参与的程度增大。

（2）床边坐与床边站：在侧卧的基础上，逐步转为床边坐（双脚不能悬空），开始练习该动作时，应在治疗师的帮助指导下完成；床边站时，治疗师应站在患者的偏瘫侧，并给予其偏瘫膝一定帮助，防止膝软或膝过伸，要求在坐—站转移过程中双侧下肢同时负重，防止重心偏向一侧。

（3）双下肢交替屈伸运动，休息时应避免足底的刺激，防止跟腱挛缩与足下垂。

（4）桥式运动：基本动作要领同前，可酌情延长伸髋挺腹的时间，患侧下肢单独完成可增加难度。

2. 坐位活动

（1）坐位平衡训练：通过重心（左、右、前、后）转移进行坐位躯干运动控制能力训练，开始训练时应有治疗师在偏瘫侧给予帮助指导，酌情逐步减少支持，并过渡到日常生活活动。

（2）患侧上肢负重：偏瘫侧上肢于体侧伸肘、腕背伸90°、伸指，重心稍偏向患侧。可用健手帮助维持伸肘姿势。

（3）上肢功能活动：双侧上肢或偏瘫侧上肢肩肘关节功能活动（包括肩胛骨前伸运动）、双手中线活动，并与日常生活活动相结合。

（4）下肢功能活动：双侧下肢或偏瘫侧下肢髋、膝关节功能活动，双足交替或患足踝背屈运动。

3．站立活动

（1）站立平衡训练：通过重心转移，进行站立位下肢和躯干运动控制能力训练，开始应有治疗师在偏瘫侧给予髋、膝部的支持，酌情逐步减少支持，注意在站立起始位双下肢应同时负重。

（2）偏瘫侧下肢负重（单腿负重）：健腿屈髋屈膝，足踏在矮凳上，偏瘫腿伸直负重，其髋膝部从有支持逐步过渡到无支持。

（3）上下台阶运动：患者面对台阶，健手放在台阶的扶手上，健足踏在台阶下，偏瘫足踏在台阶上，将健腿上一台阶，使健足与偏瘫足在同一台阶上，站稳后再将健腿下一台阶回到起始位，根据患者的体力和患侧股四头肌力量等情况，酌情增加运动次数和时间。

4．减重步行训练

在偏瘫侧下肢不能适应单腿支撑的前提下可以进行减重步行训练，训练通过支持部分体重使得下肢负重减轻，又使患侧下肢尽早负重，为双下肢提供对称的重量转移，重复进行完整的步行周期训练，同时增加训练的安全性。

5．机器人辅助下步行训练

机器人辅助下步行训练需要在患者能够适应站立体位的前提下进行，可借助机器人减重系统调整患者在动力平台上的负重程度，并通过与腿部或足部相连的驱动装置带动患者步行，不但可以提高步行能力，同时可以保证训练中步态的对称性。

6．平行杠内行走

在患者偏瘫侧下肢能够适应单腿支撑的前提下可以进行平行杠内行走，为避免偏瘫侧伸髋不充分、膝过伸或膝软，治疗师应在偏瘫侧给予帮助指导，如果患侧踝背屈不充分，可穿戴踝足矫形器，预防可能出现的偏瘫步态。

7．室内行走与户外活动

在患者能较平稳地进行双侧下肢交替运动的情况下，可先行室内步行训练，必要时可加用手杖，以增加行走时的稳定性。上下楼梯训练的原则是上楼梯时健腿先上，下楼梯时偏瘫腿先下，治疗师可在偏瘫侧给予适当的帮助指导。在患者体力和患侧下肢运动控制能力较好的情况下，可进行户外活动，注意开始时应有治疗师陪同。

8．强制性运动疗法

主要用于脑卒中患者上肢功能的恢复。经典的强制性运动疗法包含三个部分：重复的任务训练、以提高日常生活能力为目的的适应性任务训练、对于健侧肢体的持续限制。治疗中要求患者 90%的清醒时间均限制非患侧上肢活动，同时进行每天 6 小时的训练，维持 2～3 周。

9．物理因子治疗

重点是针对偏瘫侧上肢的伸肌（如肱三头肌和前臂伸肌），改善伸肘、伸腕、伸指功能；偏瘫侧下肢的屈肌（如股二头肌、胫前肌和腓骨长短肌），改善屈膝和踝背屈功能，常用方法有功能性电刺激、肌电生物反馈和低中频电刺激等。

10．中国传统疗法

常用的有针刺和按摩等方法。部位宜选择偏瘫侧上肢伸肌和下肢屈肌，以改善其相应的功能。

11．作业治疗

根据患者的功能状况选择适应其个人的作业活动，提高患者日常生活活动能力和适应社会生活能力。作业活动一般包括：①日常生活活动：日常生活能力的水平是反映康复效果和患者能否回归社会的重要指标，基本的日常生活活动（如主动移动、进食、个人卫生、更衣、洗澡、步行和如厕等）和应用性日常生活活动（如做家务、使用交通工具、认知与交流等）都应包括在内；②运动性功能活动：通过相应的功能活动增大患者的肌力、耐力、平衡与协调能力和关节活动范围；③辅助用具使用训练：为了充分利用和发挥已有的功能，可配置辅助用具，有助于提高患者的功能活动能力。

12．步行架与轮椅的应用

对于年龄较大，步行能力相对较差者，为了确保安全，可使用步行架以增加支撑面，提高行走的稳定性。下肢瘫痪程度严重，无独立行走能力者，可用轮椅代步，以扩大患者的活动范围。

13．言语治疗

对有构音障碍或失语的脑卒中患者应在早期进行言语功能训练，提高患者的交流能力，有助于其整体功能水平的改善。

（五）恢复中期康复治疗

脑卒中恢复中期一般是指发病后的 4～12 周，相当于 Brunnstrom 分期 3～4 期，此期患者从患肢肌肉痉挛明显，能主动活动患肢，但肌肉活动均为共同运动，到肌肉痉挛减轻，开始出现选择性肌肉活动。本期的康复治疗为二级康复向三级康复过渡，其目标是加强协调性和选择性随意运动为主，并结合日常生活活动进行上肢和下肢实用功能的强化训练，同时注意抑制异常的肌张力。脑卒中患者运动功能训练的重点应放在正常运动模式和运动控制能力的恢复上。相当一部分偏瘫患者的运动障碍与其感觉缺失有关，因此，改善各种感觉功能的康复训练对运动功能恢复十分重要。

1. 上肢和手的治疗性活动

偏瘫侧上肢和手功能的恢复较偏瘫侧下肢相对滞后，这可能与脑损害的部位和上肢功能相对较精细、复杂有关。上肢和手是人体进行功能活动必需的功能结构，尽管健侧上肢和手在一定程度上可起到代偿作用，但是，偏瘫侧上肢和手的功能缺失或屈曲挛缩仍然对患者的日常生活活动有相当大的影响。因此，在康复治疗中，应当重视患侧手臂的功能训练。在日常生活活动中，不能忽略偏瘫侧上肢和手。酌情选用强制性运动疗法，以提高偏瘫侧上肢和手的实用功能。

在进行偏瘫侧上肢功能性活动之前，必须先降低该肢体的屈肌张力，常用的方法为反射性抑制模式：患者仰卧，被动使其肩关节稍外展，伸肘、前臂旋后，腕背伸，伸指并拇指外展。该法通过缓慢、持续牵伸屈肌，可以明显降低上肢屈肌的张力，但效果持续时间短。为了保持上肢良好的屈肌张力，可重复使用该方法。另外，主动或被动地进行肩胛骨的前伸运动也可达到降低上肢屈肌张力的目的。患手远端指间关节的被动后伸、患手部的冰疗、前臂伸肌的功能性电刺激或肌电生物反馈均有助于缓解该肢体的高屈肌张力，改善手的主动活动，尤其是伸腕和伸指活动。值得注意的是，此时的肢体推拿应为上肢的伸肌（肱三头肌和前臂伸肌），否则将加强上肢屈肌张力。在进行上述的功能性活动中，可逐步增加上肢和手的运动控制能力训练（如某一肢位的维持等）和协调性训练，为以后的日常生活活动创造条件。在进行上肢和手的运动控制能力训练时，为了防止共同运动或异常运动模式的出现，治疗师可用手给予一定的帮助，以引导其正确的运动方向。

在偏瘫侧上肢和手的治疗性活动中，尤其是在运动控制能力的训练中，尤其要重视"由近到远，由粗到细"的恢复规律，近端关节的主动控制能力直接影响到该肢体远端关节的功能恢复（如手功能的改善与恢复）。

2. 下肢的治疗性活动

当偏瘫侧下肢肌张力增高和主动运动控制能力差时，常先抑制异常的肌张力，再进行有关的功能性活动（以主动活动为主，必要时可给予适当的帮助）。降低下肢肌张力的方法（卧位）有：腰椎旋转（动作同骨盆旋转），偏瘫侧躯干肌的持续牵伸（通过患髋及骨盆内旋牵拉该侧腰背肌），跟腱持续牵拉（可在屈膝位或伸膝位进行被动踝背屈）。下肢的运动控制能力训练可在屈髋屈膝位、屈髋伸膝位、伸髋屈膝位进行偏瘫侧下肢主要关节的主动运动控制活动，可以加用指压第 1 和第 2 跖骨间的肌肉，以促进踝背屈功能的恢复；患足的跟部在健腿的膝、胫前、内踝上进行有节律的、协调的、随意的选择性运动（称跟膝胫踝运动）。该运动是下肢运动控制能力训练的重要内容，同时可作为评定其训练效果的客观依据。由于下肢肌张力增高主要为伸肌（与上肢相反），因此，在使用推拿、针灸等方法时，应以促进下肢的屈肌功能恢复为主（如胫前肌）。

在运动控制训练中，主要练习不同屈膝位的主动伸膝运动、主动屈膝运动和踝背屈活动，可加用指压第 1 和第 2 跖骨间的肌肉。

下肢的功能除负重以外，更重要的是行走，人们通过行走可以更好地参与日常生活、家庭生活和社区生活，以实现其自身的价值。如果患者的踝背屈无力或足内翻明显，影响其行走，可用弹性绷带或踝足矫形器（AFO）使其患足至踝背屈位，以利于行走，休息时可将其去除。对于老年体弱者，可根据其具体情况，选用相应的手杖或步行架。如果患者脑损害严重，同时合并有其他功能障碍（如认知功能障碍等），影响了肢体运动功能恢复，使其无法行走时，可使用轮椅，以减轻其残障的程度，在患者出院前，治疗师应教会患者及其家属如何进行床椅转移和轮椅的使用。

3. 作业性治疗活动

针对患者的功能状况选择适合的功能活动内容，如书写练习、画图、下棋、打毛线、粗线打结、系鞋带、穿脱衣裤和鞋袜、家务活动、社区行走、使用交通通信工具等。

4．认知功能训练

认知功能障碍有碍于患者受损功能的改善，因此，认知功能训练应与其他功能训练同步进行。

（六）恢复后期康复治疗

脑卒中恢复后期一般是指发病后的 4～6 个月，相当于 Brunnstrom 分期 5～6 期，此期患者大多数肌肉活动为选择性的，能自主活动，从不受肢体共同运动影响，到肢体肌肉痉挛消失，分离运动平稳，协调性良好，但速度较慢。本期的康复治疗为三级康复，其目标是抑制痉挛，纠正异常运动模式，改善运动控制能力，促进精细运动，提高运动速度和实用性步行能力，掌握日常生活活动技能，提高生存质量。

1．上肢和手的功能训练

综合应用神经肌肉促进技术，抑制共同运动，促进分离运动，提高运动速度，促进手的精细运动。

2．下肢功能训练

抑制痉挛，促进下肢运动的协调性，增加步态训练的难度，提高实用性步行能力。

3．日常生活活动能力训练

加强如厕、洗澡、上下楼梯等日常生活自理能力训练，增加必要的家务和户外活动训练等。

4．言语治疗

在前期言语治疗的基础上，增加与日常生活有关的内容，以适应今后日常生活活动。

5．认知功能训练

结合日常生活活动进行相关的训练。

6．心理治疗

鼓励和心理疏导，加强患者对康复治疗的信心，以保证整个康复治疗顺利进行。

7．支具和矫形器的应用

必要的手部支具、踝足矫形器和助行器等的应用，有助于提高患者的独立生活能力。

（七）后遗症期的康复治疗

脑卒中后遗症期是指脑损害导致的功能障碍经过各种治疗，受损的功能在相当长的时间内不会有明显的改善的时期，临床上有的在发病后 6～12 个月，但多在发病后 1～2 年。导致脑卒中后遗症的主要原因有颅脑损害严重、未及时进行早期规范的康复治疗，治疗方法或功能训练指导不合理而产生误用综合征、危险因素（高血压、高血糖、高血脂）控制不理想致原发病加重或再发等。脑卒中常见的后遗症主要表现为患侧上肢运动控制能力差和手功能障碍、失语、构音障碍、面瘫、吞咽困难、行走困难（包括偏瘫步态、患足下垂等）、大小便失禁、血管性痴呆等。

此期的康复治疗为三级康复，应加强残存和已有功能的恢复，即代偿性功能训练，包括矫形器、步行架和轮椅等的应用，以及环境改造和必要的职业技能训练，以适应日常生活的需要。同时，注意防止异常肌张力和挛缩的进一步加重。避免废用综合征、骨质疏松和其他并发症的发生，帮助患者下床活动和进行适当的户外活动，注意多与患者交流和必要的心理疏导，激发其主动参与的意识，发挥家庭和社会的作用。

（八）脑卒中特殊临床问题的处理

1. 肩部问题

脑卒中患者在发病 1～3 个月，有 70%左右会发生肩痛及其相关功能障碍，常见的有肩手综合征、肩关节半脱位和肩部软组织损伤（如肩袖损伤、滑囊炎、腱鞘炎）等，限制了患侧上肢功能活动和功能的改善。肩手综合征表现为肩痛、肩部运动障碍、手肿痛，后期出现手部肌萎缩、手指关节挛缩畸形，常用的治疗方法有抬高患侧上肢、腕关节背屈、鼓励主动活动；患者活动受限或无主动活动时加用被动活动、向心性气压治疗或线缠绕加压治疗、手部冷疗、类固醇制剂局部注射治疗等。肩关节半脱位表现为肩部运动受限，局部有肌萎缩，肩峰与肱骨头之间可触及明显凹陷，常用的治疗方法有纠正肩胛骨的后缩，刺激三角肌和冈上肌的主动收缩（如关节挤压、局部拍打或冰刺激、电针治疗等），Bobath 肩托有利于患侧肩关节的主被动活动，预防肩部损伤。肩部软组织损伤表现为肩部主动或被动活动时肩痛，后期可有局部肌萎缩，治疗上应在肱骨外旋位做肩部活动，可加用局部理疗、中药外用和口服非甾体类消炎镇痛药物等。

2. 肌痉挛与关节挛缩

大多数脑卒中患者在运动功能恢复的过程中都会出现不同程度的骨骼肌张力增高，主要是由于上运动神经元受损后引起的牵张反射亢进所致，表现为患侧上肢屈肌张力增高和下肢伸肌张力增高，常用的治疗方法有神经肌肉促进技术中的抗痉挛方法，正确的体位摆放（包括卧位和坐位）和紧张性反射的利用，口服肌松药物（如巴氯芬等），局部注射肉毒毒素等。挛缩是脑卒中患者长时间骨骼肌张力增高，受累关节不活动或活动范围小使得关节周围软组织短缩、弹性降低，表现为关节僵硬，常用的治疗方法有抗痉挛体位和手法的应用，被动活动与主动活动（患肢负重），矫形支具的应用，必要时可用手术治疗。

3. 吞咽困难

脑卒中患者颅脑损害严重或有脑干病变时，常出现吞咽困难并有构音障碍。正常的吞咽过程包括口腔期、咽期和食管期，脑卒中患者的吞咽障碍主要在口腔期和咽期。常用的治疗方法有：①唇、舌、颜面肌和颈部屈肌的主动运动和肌力训练；②一般先用糊状或胶状食物进行训练，少量多次，逐步过渡到普通食物；③进食时多主张取坐位，颈稍前屈，易引起咽反射；④软腭冰刺激有助于咽反射的恢复；⑤咽下食物练习呼气或咳嗽有助于预防误咽；⑥构音器官的运动训练有助于改善吞咽功能。

4. 下肢深静脉血栓

脑卒中患者由于患侧下肢主动运动差，长期卧床或下肢下垂时间过长，肢体肌肉对静脉泵的作用降低，使得下肢血流速度减慢、血液呈高凝状态以及血管内皮的破坏，血小板沉积形成血栓。临床可表现为患侧下肢肿胀、局部温度稍高，受累关节被动活动受限，严重的可出现发绀、肢体远端坏死。如果血栓脱落，可引起肺动脉栓塞，患者突发呼吸困难、胸闷、急性心衰，危及生命。超声检查有助于诊断。早期预防可以避免下肢深静脉血栓形成。

常用的方法有：①下肢主动运动和被动运动；②抬高下肢（卧床时）和穿弹力袜；③下肢外部气压循环治疗；④对主动活动差者进行下肢肌肉功能性电刺激，对已出现下肢深静脉血栓者可采用抗凝治疗、溶栓治疗、手术或介入治疗。

5．肺炎

脑卒中患者发生肺炎主要有吸入性肺炎和坠积性肺炎，前者可以通过治疗原发病和吞咽功能训练预防，后者可以通过呼吸功能训练、主动咳嗽和体位排痰以减少其发生。

6．压疮

脑卒中患者发生压疮主要是由于保持某一体位时间过长，使得局部皮肤长时间受压迫，血液循环障碍造成皮肤组织缺血性坏死。应注意减轻局部压力，定时翻身（2 小时一次）、充气垫应用、清洁床面和皮肤护理、注意营养等可以预防压疮的发生。对已出现的压疮应及时解除压迫，进行疮面处理，紫外线治疗和增加营养，必要时考虑外科治疗。

7．抑郁

脑卒中后抑郁的发生率为 30%～60%，大多数抑郁患者常哭泣、悲伤、沉默寡言，几乎每天疲倦或乏力、失眠或睡眠过多，注意力和判断能力降低，自我责备和自卑感强，严重者可有自杀念头。常用的治疗方法有：①心理康复治疗：可采用个别治疗和集体治疗两种方式，同时要有患者家庭成员和朋友或同事等社会成员的参与，心理治疗人员应注意建立良好的医患关系，使患者身心放松，解除其内心痛苦，矫正或重建某种行为等。②药物治疗：三环类或四环类抗抑郁药（如多塞平、米安舍林）、5-羟色胺再摄取抑制剂（如氟西汀）。

第二节　颅脑损伤的康复护理方法

一、概述

颅脑损伤（Traumatic Brain Injury，TBI）是因外力导致大脑功能的改变或者病理的改变引起的暂时性或永久性神经功能障碍。TBI 发病率仅次于四肢创伤，主要见于交通事故、坠落、跌倒和运动损伤等。TBI 主要有 3 个关键要素：外界暴力、大脑功能改变和大脑病理改变的证据。

外界暴力主要包括以下事件：①头撞击到物体上；②头被物体撞击；③头部没有直接的外部创伤，但大脑处于加速或减速的运动中；④异物穿透大脑；⑤爆炸等产生的冲击力等。

大脑功能改变即为有以下临床症状中的一种：①任何时期意识的丧失或下降；②受伤前或受伤后记忆的丢失；③神经损伤的症状（乏力、失去平衡、视觉改变、瘫痪、感觉缺失、失语等）；④损伤时精神状态的改变（思维减慢）。

大脑病理改变的证据主要包括视觉、神经影像学或实验室检查确认有大脑的损伤。一般来说，颅脑损伤可以根据临床标准直接诊断。但是，随着现代影像技术的提高，有助于诊断临床症状不明显或迟发性的患者。

外力作用可导致颅骨、脑膜、脑血管和脑组织的损伤。按伤后脑组织与外界相通与否，分为闭合性损伤和开放性损伤。撞击可造成头加速—减速运动，致脑组织受剪力作用发生应变，使轴突、毛细血管和小血管损伤引起弥漫性脑损伤。按损伤病理机制，分为原发性损伤和继发性损伤。前者指在头部受到撞击后即刻发生的损伤，如脑震荡、脑挫裂伤；后者是在原发性损伤的基础上因颅内压增高或脑受到压迫而出现的一系列病变，如脑缺血、缺氧等。

单纯脑震荡有短暂的意识丧失，一般不超过 12 小时，无明显的结构变化，没有永久性的脑损伤，也不遗留神经功能障碍，患者几天后即可恢复正常的活动。脑震荡后遗症包括头痛、头晕、疲劳、轻度恶心、呕吐等，并有逆行性遗忘，神经系统检查无阳性体征。

脑挫伤常常伴有擦伤和压伤，软脑膜尚完整；脑裂伤是软脑膜、血管和脑组织同时有裂伤。脑挫裂伤的继发性改变即脑水肿和血栓形成，具有更为重要的临床意义。脑挫裂伤后立即发生意识障碍，意识障碍的程度和持续时间与脑挫裂伤的程度、范围直接相关，绝大多数在半小时以上，重者可长期持续昏迷，同时伴有阳性神经系统体征。额叶、颞叶的挫伤可能由于脑在不平的骨面上移动所致，神经功能障碍的发生率和死亡率均比脑震荡高。

颅内血肿是一种较为常见的致命的继发性损伤，其严重性在于可引起颅内压增高而导致脑疝。依部位不同，分为硬膜外血肿、硬膜下血肿及脑内血肿等。早期及时处理，可在很大程度上改善预后。

临床上常把成人昏迷时间长短看作判断伤势严重程度的指标。意识丧失期过后，大多数患者遗留躯体和认知方面的障碍，其严重程度与损伤的严重性、脑损伤的性质和临床并发症有关。行为问题包括易怒、消极状态、不能克制的状态和精神病行为。

虽然颅脑损伤可导致运动功能障碍，但精神和认知功能障碍可能更为严重。记忆丧失、智力损害、情感和行为的障碍、个性的改变等不仅会造成治疗的反应不良，也会对患者的日常生活、再就业及参与社会能力等造成很大障碍。虽然脑外伤失语较脑卒中少见，但是在伤后 4～6 个月的失语很少能完全治愈，需要比脑卒中更长的时间才能获得功能改善。

二、康复护理评定

颅脑损伤患者的意识功能障碍评估也可用 GCS 来评定，详表见本章第一节。GCS 是国际上普遍采用的判断急性损伤期意识状况的一种评定量表。通过睁眼反应、运动反应、言语反应 3 项指标来判断患者意识障碍的程度，GCS 总分为 15 分，根据 GCS 计分和昏迷时间长短分类：13～15 分，昏迷 20 分钟以内为轻度脑损伤；9～12 分，昏迷时间 20 分钟～6 小时为中度脑损伤；8 分以下，伤后 24 小时内出现意识不清并昏迷 6 小时以上为重度脑损伤。

三、康复护理措施

（一）急性期康复护理

（1）保证患者安全，注意休息，尽早给予被动活动。

（2）正确评估患者意识、各项功能及营养状态等。

（3）严密观察患者生命体征，及时发现病情变化，及时处理。

（4）遵医嘱正确用药，降低颅内压，控制脑水肿。

（5）做好气道管理，按时翻身、叩背、吸痰，预防肺部感染。

（6）保持良肢位，维持关节活动度，预防足下垂及关节挛缩、僵硬等并发症。

（7）维持水、电解质平衡，给予营养支持。

（8）早期促醒，应用各种信息刺激，加速患者的苏醒和意识的恢复进程。包括家人与之交谈，定期地交流和重复；根据患者的喜好选择不同类型的音乐；触摸患者肢体，定时变化体位，被动活动患者偏瘫侧，增加感觉输入等。

（二）恢复期康复护理

1. 运动功能康复护理

（1）良肢位摆放：原则是上肢各关节置于伸展位，下肢置于屈曲位，让患者感到舒适，起到对抗痉挛的作用。

（2）被动运动：保持关节的活动度和防止关节挛缩。操作时，被动运动的肢体肌肉应放松，利用外力固定关节的近端和活动关节的远端，根据病情需要尽量做关节各方向的全幅度运动，但要避免动作粗暴，每日 4～5 次，每个关节至少活动 10 分钟。

（3）主动运动：患肢恢复到 Brunnstrom Ⅱ级以上，鼓励患者进行各关节主动运动。Brunnstrom Ⅲ级以上可以做抗阻训练，每天 2～3 次，每次 20～30 分钟。

（4）ADL 指导：指导患者用健侧肢体带动患侧肢体共同完成翻身、坐起、食、洗漱、穿脱衣服、如厕、写字、拿取物品、体位转移等。

2．言语障碍康复护理

（1）利用手势、笔记、交流板、电子设备等交流工具与患者进行沟通，及时了解患者的需求。

（2）开始时注意语速要慢，语言要通俗易懂，最好使用简单（是、否）问题与患者交流。不能回答的，应指导患者学会用手势、点头、摇头、画画、电子设备等方式。

（3）对于构音障碍的患者，指导患者放松全身肌肉，如肩部、颈部、声带，尤其咽喉部肌肉群。

（4）通过听广播、音乐等刺激患者的听觉，强化应答能力，刺激思维，增加语言的理解力。

（5）指导患者反复跟着唱歌，唤醒对语言的理解和发音。

3．认知障碍康复护理

认知障碍的训练主要包括：注意力、定向力、记忆力、计算力、推理能力等。使用的训练方法主要有：图片法、电脑软件等。

（1）记忆训练护理：督促患者每日进行记忆训练，通过交流加强患者日常生活活动记忆，如询问患者每餐进食的内容和时间、每次服药的种类等。患者回答正确时及时强化，给予鼓励，反复刺激以提高记忆能力。

（2）感知障碍护理：让患者了解自己本身存在的感觉障碍，教会患者家属每天有顺序地触摸患者感觉障碍侧肢体，让其判断触及部位，增加该侧肢体的感觉输入。

（3）单侧空间忽略护理：在环境上要将餐具、食物、闹钟、手机、台灯等放在忽略侧。与患者交谈时，站在患者的忽略侧，增加其对忽略侧的关心和注意。

（三）后遗症期康复护理

1. 日常生活活动能力方面

根据患者各项功能恢复情况，利用家庭及社区加强训练其独立完成自我照护的能力，并逐渐学习与外界社会的交流，如看电视、购物、参加社区活动等。

2. 矫形器的使用护理

指导患者正确使用矫形支具，掌握穿戴支具的注意事项。如定期检查矫形器的功能是否良好，穿戴松紧适宜，关注穿戴肢体的皮肤有无压力性损伤。

3. 职业技能护理

关注患者本身的职业，对其进行职业相关的技能训练。

第三节　脊髓损伤的康复护理方法

一、概述

脊髓损伤（Spinal Cord Injury，SCI）是指直接暴力或间接暴力作用于正常脊柱和脊髓组织，导致机体出现不同程度损害，损害平面以下脊髓神经（运动、感觉、括约肌及自主神经）功能的障碍，常造成截瘫或四肢瘫，是一种严重的致残性损伤。

二、康复护理评定

（一）根据脊髓损伤诊断

完全性损伤与不完全性损伤的诊断有重要的临床意义，这不仅是制订治疗方案和判断患者预后的重要依据，对客观评估各种治疗方法的实际价值也有重要意义。完全性损伤是指最低骶段（$S_4 \sim S_5$）的感觉和运动功能完全消失。不完全性损伤是指损伤平面以下的最低位骶节段仍有运动和（或）感觉功能保存，临床上有不同程度恢复的可能。

1. 脊髓震荡

损伤后出现短暂的功能障碍，弛缓性瘫痪，损伤平面以下的感觉、运动、反射及括约肌功能丧失，数分钟或稍长时间可逐渐恢复，一般不留后遗症。

2. 脊髓挫伤和脊髓受压

伤后出现损伤平面以下功能部分或者完全丧失，单双侧均有可能。预后与脊髓损伤的程度及受压解除的时间有关。

3. 脊髓半切综合征

损伤平面以下的同侧肢体的运动和本体感觉丧失，对侧肢体出现痛觉和温觉丧失。

4. 脊髓断裂

损伤平面以下的感觉、运动、反射和括约肌功能完全丧失。

（二）运用各种方法判断患者残疾程度以及恢复程度

包括对肌肉、骨骼、神经的各种功能障碍，在进行康复护理前对患者的一般情况、关节活动度、日常生活能力等进行评估，是制订康复目标和康复计划的重要依据，需要根据脊髓损伤的程度来确定患者的具体康复目标。

（三）ASIA 残损分级

美国脊髓损伤学会（American Spinal Injury Association，ASIA）制订了脊髓损伤神经功能分类标准，简称 ASIA 残损分级，见表 6-3 所示。

表 6-3　ASIA 残损分级

指标级别	程度	临床表现
A	完全性损伤	最低骶段（$S_4 \sim S_5$）无感觉或运动功能
B	不完全性损伤	神经平面以下包括最低骶段有感觉功能，但无运动功能
C	不完全性损伤	神经平面以下有运动功能，大部分关键肌肌力＜3 级
D	不完全性损伤	神经平面以下有运动功能，大部分关键肌肌力≥3 级
E	正常	感觉和运动功能正常

三、康复护理措施

（一）现场急救

（1）一旦怀疑或确诊有脊髓损伤，应立即送往就近的医院及时处理救治，转运中要对患者先进行制动稳定，不能强行改变患者体位，搬运患者时至少要有 3 人及以上参与，避免移动过程中损伤脊髓或加重脊髓损伤程度，切忌 1 人抱腿、1 人抱肩或 1 人背送的方式转送。转送前要对患者进行固定，特别要固定好头、颈、腰，并用毛巾填充平板与患者背部之间的空隙，以免搬送过程中的移动。

（2）尽早解除脊髓压迫症状。脊髓损伤后早期（即伤后 6～12 小时）的改变往往局限于中央灰质，白质尚无明显改变。而后由于出血压迫、水肿缺氧和伴发的神经化学改变，脊髓损伤逐渐加重。因此应争取在 6 小时内开始治疗，如局部冷冻、脊髓减压、高压氧、激素以及其他药物的应用等。

（二）体位护理

（1）仰卧时髋关节伸展并轻度外展，可在患者两腿之间放置 1～2 个枕头来维持轻度外展。上肢肩关节处于外展位，肩下垫枕，腕关节背伸约 45°，保持功能位。手指微屈。

（2）侧卧位时患者屈髋、屈膝呈屈曲位，双肩向前，一侧肩胛骨着床，肘关节屈曲，上方的前臂放在胸前枕头上。腕关节自然伸展，手指微屈。躯干后放一个枕头支撑。下方的髋、膝关节伸展，上方的髋、膝放置在枕头上。

（三）被动运动

在主动运动能力基本恢复之前，需经常给患肢各关节做全范围被动运动，来保持关节活动度和牵伸软组织。伤后早期开始每日 1 次被动运动，能防止下肢浮肿或加快消肿。后期痉挛严重者，通过反复的被动运动可降低肌能力，以便接着进行功能运动。当下肢恢复部分肌力时，仍需进行被动运动，但要先将关节主动活动至最大可能范围，然后再被动活动至全范围。进行被动运动时要注意动作轻柔，缓慢，有节奏，活动范围应达到最大生理范围，但不可超过，以免拉伤肌肉或韧带。

（四）康复训练

1. 关节保护和训练

肩关节应处于外展位，以减少后期发生挛缩和疼痛的可能性；腕关节通常用夹板固定于功能位；手指应处于微屈位，每日进行髋膝关节被动伸屈外展内旋活动 5～6 次，每次 5 分钟。给患者双足穿防旋鞋或使踝关背屈 90°，防止踝关节屈曲挛缩。

2．肌力训练

根据患者的临床表现不同，训练的重点也不同。完全性脊髓损伤患者肌力训练的重点是上肢肌肉，而不完全性脊髓损伤的患者，残留肌力要一起训练。肌力 3 级的肌肉可采用主动运动；肌力 2 级时可采用助力运动、主动运动；肌力 1 级和 0 级时只有采用功能性电刺激的方式进行训练。肌力训练的目标是使肌力达到 3 级以上。脊髓损伤患者为了应用轮椅、拐或助行器，在卧床、坐位时均要重视锻炼肩带肌力，包括上肢支撑力训练、肱三头肌以及肱二头肌训练和握力训练。

3．垫上训练

在治疗垫上可进行翻身训练和牵伸训练。主要牵伸下肢的腘绳肌、内收肌以及跟腱。此外，还可进行垫上移动训练。

4．坐位训练

在病情允许情况下，鼓励患者尽早坐起，以预防压疮、深静脉血栓形成、坠积性肺炎等并发症。坐位训练还包括坐位静态平衡训练，及躯干向前、后、左、右侧和旋转活动时的动态平衡训练。

5．转移训练

分为独立转移、帮助转移。帮助转移指患者在他人的帮助下转移体位。有 2 人帮助和 1 人帮助。独立转移指患者独立完成转移动作，包括从卧位到坐位转移、床上或垫上横向以及纵向转移、床至轮椅及轮椅至床的转移、轮椅到凳或凳到轮椅的转移以及轮椅到地和地到轮椅的转移等。在转移时可以借助一些辅助具，如滑板。

6．直立适应性训练

逐步从卧位转向半卧位或坐位，倾斜的高度每日逐渐增加，以无头晕等低血压不适症状为度，循序渐进。下肢可使用弹力绷带，同时也可使用腹带，以减少静脉血液淤滞。从平卧位到直立位需 1～3 周的适应时间。

7．步行训练

先要进行步态分析，以确定髂腰肌、臀肌、股四头肌等肌肉的功能状况。完全性脊髓损伤患者步行的基本条件是上肢有足够的支撑力以及控制力。如果具有步行能力，则神经平面一般在腰或以下水平。对于不完全性损伤者，则要根据残留肌力的情况确定步行的预后。步行训练的基础是坐位和站位平衡训练，重心转移训练，以及髋、膝、踝关节控制能力训练。关节控制肌的肌力经过训练仍不能达到 3 级以上水平者，必须使用适当的矫形器以代偿肌肉的功能。行走训练时要求上体正直、步伐稳定、步态均匀。耐力增强之后可以训练跨越障碍、上下台阶、摔倒和摔倒后起立等。步行训练的目标是：①社区功能性行走：终日穿戴矫形器并能耐受，可以上下楼，能独立进行日常生活活动，能连续行走 900 m；②家庭功能性行走：可以完成上述活动，但行走距离不能达到 900 m；③治疗性步行：上述要求均不能达到，但可以借助矫形器进行短暂步行。

8. 轮椅训练

（1）患者选择合适的姿势：可采用身体重心落在坐骨结节上方或后方（后倾坐姿）或者相反的前倾坐姿。前倾坐姿的稳定性及平衡性更好，而后倾姿势较省力和灵活。要注意防止骨盆倾斜和脊柱侧弯。

（2）轮椅操纵：上肢力量和耐力是良好轮椅操纵的前提。在技术上包括前后轮操纵，前轮翘起移动及旋转操纵，上楼梯训练以及下楼梯训练等。

（五）支具的应用

脊髓损伤平面及程度决定了患者的功能恢复情况。C_7 是关键的水平，C_7 以下损伤的患者能自由控制上肢活动，生活基本可以自理，而 C_4 以上水平损伤，支配膈肌、呼吸肌的神经受损，患者完全依赖呼吸机维持生命。此类患者除头部能自由活动外，生活不能自理，在有条件的现代化康复医疗设施中，可以为这类患者提供自动化环境控制系统，训练患者利用他们口、舌、唇的残存功能，操纵仪器，来维持他们基本的生活。$T_1 \sim T_{12}$ 水平损伤的患者上肢肌肉完好，背及躯干、腹肌均有不同程度的功能存在，可以训练起、坐，在轮椅上活动，如果配备支架可以站立。$T_{10} \sim T_{12}$ 水平损伤的患者，屈髋肌、下腹肌和下部骶棘肌功能丧失，必须利用长腿支架，上附一骨盆带，以稳定髋部，这些患者尽量带支架和拐行走。$T_{12} \sim L_2$ 损伤，股四头肌功能丧失，需用长腿支架及膝关节固定带来稳定膝关节，支架在膝部能交锁，行走时支架交锁可使膝伸直，坐下时解锁能使膝屈曲 $90°$。$L_3 \sim L_4$ 损伤由于胫前肌功能缺乏，患者需选用双侧短腿支架或矫形鞋来稳定和背屈踝关节，还需用单拐和双拐。L_5 以下损伤导致腓肠肌、臀大肌损伤，功能丧失，患者可应用单拐、双拐辅助行走。

（六）日常生活活动的训练

具有不同程度躯干和上肢障碍的四肢瘫患者，训练日常生活活动尤为重要，自理活动如吃饭、梳洗、上肢穿衣等，患者在床上进行移动，并逐渐过渡到从床上移动到轮椅上，大多数截瘫患者可独立完成。

（七）皮肤护理

需经常保持皮肤清洁，避免身体局部长时间受压，要定时为患者翻身，已坐轮椅者要经常自己撑起身体。对有皮肤异常者，尤其要注意预防压力性损伤的发生。要经常检查皮肤有无变红或破损等。压力性损伤一旦出现，必须及时处理，防止扩大，并促进早日愈合。已允许起床的患者，应注意在治疗和活动过程中避免烫伤和挫伤、擦伤。使用支具或夹板的患者要警惕压迫和摩擦损伤局部皮肤。

（八）心理康复

1. 抑郁型

在发生截瘫后，患者一时不适应，产生抑郁状态，轻者可安静，不愉快，对周围环境不感兴趣，较严重者持久闷闷不乐、忧愁、沮丧、注意力记忆力减退，还有些患者自卑、自责，常带有自杀念头。

2. 焦虑型

有些患者对自己残疾产生焦虑情绪，导致出现自主神经系统紊乱症状，如便秘、心悸、期前收缩、贲门幽门痉挛症、颜面潮红、双手和面部出汗，严重者可出现呼吸窘迫症状等。

3. 愤怒攻击型

患者对自己残疾不压抑而是采取攻击行为，大吵大闹，摔打物品，撞击他人或者毫无顾忌地行动。

4. 依赖型

认为自己是个废人，完全依赖别人生活，不去做任何训练，或者因训练时发生挫折而放弃中断锻炼。

在整个康复治疗计划实施中，不可忽视患者的精神因素的影响，更不能忽视对患者心理上的安慰和支持。如果患者没有改善病情的信心，即使再完备的康复治疗计划也要落空。因此，医护人员要以满腔热情进行心理支持疗法，诚恳、耐心、同情、鼓励患者改善各种情绪的影响，树立战胜疾病的信心以及自我锻炼的决心，使患者在参与康复训练中发挥积极主动性和创造性。

第四节　颈椎病的康复护理方法

一、概述

颈椎病是由于颈椎间盘退行性变以及由此继发的颈部组织病理变化累及颈神经根、脊髓、椎动脉、交感神经等组织结构而引起的一系列临床症状和体征。

颈椎病根据临床表现不同，通常分为以下类型：①颈型：为颈椎病早期型。表现为颈项强直、疼痛，可发展到整个颈肩背疼痛。②神经根型：常有外伤、长时间伏案工作和睡姿不当的病史。主要表现为颈部活动受限，颈肩部疼痛，或伴上肢放射性疼痛或麻木。③脊髓型：是由于颈椎间盘突出刺激或压迫而产生脊髓损伤。表现为颈肩疼痛伴有四肢麻木、肌力减弱；严重者可发展至瘫痪、二便障碍。④椎动脉型：表现为发作性眩晕、头晕、头痛，伴恶心、耳鸣等。⑤混合型：常以某一类型为主，不同程度合并其他类型的症状。

二、康复护理评定

（一）疼痛的评定

采用视觉模拟评分法评定疼痛的程度。

（二）颈椎活动范围的评定

采用量角器对颈椎屈曲、伸展、侧屈和旋转的角度进具体测量。

（三）颈椎功能的评定

可采用颈椎功能障碍指数（Neck Disability Index，NDI）评定颈椎的功能情况；或按不同临床类型，采用神经根型颈椎病证候测评量表、椎动脉颈椎病功能评定量表、脊髓型颈椎病功能障碍评分（JOA）来评定。

NDI 共 10 个项目，包括主观症状（疼痛的强度、头痛、集中注意力和睡眠）和 ADL（个人护理、提起重物、阅读、工作、驾驶和娱乐）两部分，由受试对象根据自己的情况填写。每个项目最低得分为 0 分，最高得分为 5 分，分数越高表示功能障碍程度越重。按以下公式计算计算受试对象颈椎功能受损的程度：

受试对象颈椎功能受损指数（%）＝（每个项目得分的总和/受试对象完成的项目数×5）×100%

结果判断：0%～20%，表示轻度功能障碍；20%～40%，表示中度功能障碍；40%～60%，表示重度功能障碍；60%～80%，表示极重度功能障碍；80%～100%，表示完全功能障碍。应详细检查受试对象有无夸大症状。

三、康复护理措施

（一）纠正不良姿势

长期伏案工作者或电脑操作员等，要合理调整头与工作面或电脑屏幕的距离，不要过度和长时间扭曲颈部，并在每工作 1 小时后，活动颈部，放松紧张的肌肉。

（二）选择合适的枕头

合适的枕头对预防和治疗颈椎病十分重要。枕头高度应结合个人的体型而定，保证在睡眠时颈部的生理弧度。仰卧时，枕头的高度和自己拳头的高度一样；侧卧时，枕头高度应与一侧肩宽等高。枕芯填充物不要过软或过硬。

（三）颈椎病保健操

加强颈肩部肌肉的锻炼，可缓解疲劳，利于颈段脊柱的稳定性，预防和改善颈椎病的症状。保健操的主要动作包括：①颈部前屈、后伸；②颈向左/右侧侧屈；③向左/右侧转颈；④耸肩。每天 1～2 次，每个动作重复 5～8 次。练习时，动作宜轻松平稳；练习后如觉疼痛加重或眩晕，提示动作过快或幅度过大，可适当减慢速度或减小幅度；有眩晕症状者，头部活动应缓慢。

（四）药物治疗

疼痛治疗最常用的药物是非甾体类消炎药，严重者可合理选用激素类药物；早期神经根水肿引起的剧烈炸痛，可用甘露醇脱水。颈型颈椎病可口服妙纳等降低肌紧张。椎动脉型可加用改善血液循环的药物。

（五）颈椎牵引

颈椎牵引疗法是对颈椎病较为有效且应用广泛的一种治疗方法，但必须掌握牵引力的方向、重量和时间三大要素，以保证牵引的最佳治疗效果。

（六）物理治疗

在颈椎病的治疗中，物理治疗可起到多种作用：①消除神经根及周围软组织的炎症、水肿；②改善脊髓、神经根及颈部的血液供应和营养状况；③缓解颈部肌肉痉挛等。常用的方法有直流电离子导入疗法，低、中频电疗法，高频电疗法，磁疗，超声波疗法等。

（七）推拿和手法治疗

推拿和手法治疗大致可分为 3 类：①传统的按摩、推拿手法；②关节松动术；③旋转复位手法。

（八）配戴颈围

外伤所致的颈椎病或颈椎病急性发作时，可按需选用颈围领或颈托，起制动和保护作用。但不主张长期应用颈托，因会引起颈肩部肌肉肌力减退、关节僵硬。

（九）手术治疗

无论哪一类型颈椎病，其治疗的基本原则都是先非手术治疗，无效时再考虑手术治疗。

第五节 骨关节软组织损伤的康复护理方法

一、概述

（一）定义

骨关节软组织损伤是指关节周围肌肉、肌腱、腱鞘、韧带、关节囊、半月板、软骨、神经血管等组织的损伤，可以是单纯的损伤（扭伤、挫伤、断裂、撕脱伤）或伴有骨折、脱位，可分为开放性和闭合性两种。软组织损伤按病程可分为急性损伤和慢性劳损。扭伤、挫伤、撕裂等均为急性损伤，是因为在劳动或运动中由于姿势不协调或遭受暴力，而导致局部软组织损伤，出现出血、充血、渗出等炎性改变。软组织劳损是由于急性损伤治疗不彻底或是长时间单一劳动姿势、持久负重引起的累积性损伤，加之环境潮湿寒冷，导致局部软组织变性、增生、粘连等病理改变，多见于颈、肩、肘、腰、膝等处。

（二）诊断要点

1. 病史

（1）急性外伤病史：患者多有明确的外伤经历，如体育运动时摔倒或撞击，搬物体时不慎扭腰，肢体被重物砸伤等。

（2）慢性损伤史：患者多为慢性自发性起病或有慢性累积性损伤病史，如长时间伏案工作，连续弯腰或下蹲工作。工作时间长，数月或数年。

2. 症状

（1）急性软组织损伤：受伤局部多有疼痛、肿胀、活动受限、关节不稳等。

（2）慢性软组织损伤：患者多有持续或间断发作的局部酸、胀、钝痛、刺痛、无力，疼痛多可忍受，经休息或改变体位后减轻，劳累或受凉后加重。

3. 体征

（1）急性软组织损伤：急性扭、挫伤所受的外力较大，故局部皮下有瘀斑或血肿，关节肿胀，稳定性差，活动受限。

（2）慢性劳损：多为较大面积不适，压痛部位不明确；也可有相对固定的压痛点，如棘上韧带炎、腱鞘炎、网球肘等。

4. 辅助检查

（1）X线检查：X线检查是骨关节软组织损伤的常规检查。急性软组织损伤，X线片可显示软组织影增大，若有撕脱骨折，可看到小的不规则骨块；慢性损伤多可见骨性增生或韧带钙化影，若病程短可无异常。

（2）CT、MRI、超声检查：CT主要显示骨性结构，对微小骨折显示优于 X 线片，对腰椎间盘检查有很大优势。MRI 能很好地显示软组织结构，对韧带、软骨、血管、肿块、病变诊断有独到之处，对骨挫伤诊断明显优于 CT。B 超对关节和软组织下积液、积血的诊断准确而方便。

（3）关节镜检查：近年临床上越来越多地应用关节镜检查膝关节的损伤，既直观精确又创伤小，对关节内病变诊断的同时也可治疗。

（4）远红外线热成像检查，对急慢性软组织损伤诊断有参考价值。

二、康复护理评定

（一）肢体的一般评定

检查损伤部位是否肿胀、出血、皮下淤血，关节是否畸形，局部压痛，关节稳定性。

（二）疼痛的评定

软组织损伤后局部的炎性刺激或机械刺激导致疼痛，会使患者有不舒服的主观感觉。对疼痛评定要了解疼痛的部位、强度、性质、发作情况及诱发因素。疼痛的评定方法目前多采用目测类比评分法、数字评分法、Megill 疼痛问卷、行为疼痛测定法等。

（三）关节活动范围评定

急性损伤会造成关节及肢体的肿胀、淤血、疼痛，所以会使关节的活动范围减小，但如果肌腱、韧带断裂反而会增大关节的活动度，关节稳定性下降。慢性劳损也会导致关节活动度受限，但多不明显。关节活动范围的测量可采用通用量角器和电子量角器，必要时用摄像机和拍摄 X 线片。测量应规范，并由专人进行。

（四）关节功能的评定

骨关节软组织损伤后必然导致关节功能的各种障碍，各关节都有常用的评定量表。如髋关节的 Harris 量表和膝关节的 HSS 量表等。

（五）心理评定

慢性劳损的患者因长期遭受病痛折磨会有不同程度的心理问题，如抑郁、焦虑或失眠等。具体可采用汉密尔顿抑郁量表进行评定。

三、康复护理措施

（一）骨关节软组织损伤分期治疗原则

软组织损伤的康复护理就是按照治疗原则、不同的病理过程进行分期康复护理。

1. 急性期

肌肉、韧带损伤初期，应遵循"RICE"原则，即立即制动休息（Rest）、冷敷（Ice）、加压包扎（Compression）及抬高患肢（Elevation），伤后尽快局部垫棉垫、弹力绷带加压包扎，然后冰敷 30 分钟，这样的早期康复措施十分重要而有效。对有骨折及韧带、肌肉、肌腱断裂的肢体应做适当的固定。

2. 稳定期

伤后 48 小时，不再有新鲜出血，治疗重点是血肿和渗出液的吸收，可使用物理因子治疗，如超短波、TENS、微波、超声中频、理疗、按摩、中药外敷等方法促进创伤的恢复。支具保护、局部制动至创伤愈合。

3. 恢复期

局部肿胀疼痛消失后，渐进损伤肢体肌力、关节活动度、平衡性及协调性、柔韧性的训练。训练时不宜屏气，否则会加重心肺负担。

（二）常见关节软组织损伤的康复护理

1. 踝关节扭挫伤

伤后应立即冷敷，粘膏支持带保护或 U 形石膏固定，抬高患肢，以减少局部出血及肿胀程度。2 天后可局部无热量超短波治疗，促进消肿及组织愈合。韧带部分断裂或松弛者，在踝关节背屈 90°位、极度内翻位（内侧副韧带损伤时）或外翻位（外侧副韧带损伤时）靴型石膏固定，或用宽胶布、绷带固定 2～3 周。韧带完全断裂并关节不稳定者，或有小的撕脱骨折块者，也可用靴形石膏固定 4～6 周，病情严重者可手术治疗。固定后应主动活动足趾，受伤 2 天后可给予超短波治疗，固定 7～10 天后可带石膏行走，锻炼邻近关节的肌力和灵活性。去除石膏后做恢复踝关节活动度练习，加强踝两侧的肌肉力量，保护踝关节稳定性。2～3 个月后可参加正规训练。

2. 膝关节扭伤

膝关节扭伤易损伤内外侧副韧带，Ⅰ、Ⅱ度副韧带损伤的康复方案如下。

（1）第一期（0～3 周）：伤后即刻冷疗、加压包扎；可调支具固定150°～90°位；股四头肌和腘绳肌等长收缩练习；踝关节主动活动；髋的屈伸练习。

（2）第二期（3～5 周）：摘下支具训练；膝的渐进性屈伸训练（0°～90°）；侧踏台阶练习；渐进性抗阻训练；固定自行车蹬踏训练；弃拐练习负重。

（3）第三期（6 周后）：开始无阻力工作，可以使用较大阻力进行渐进性抗阻训练，如上下楼梯及"8"字跑。

3. 膝关节交叉韧带及半月板损伤

（1）Ⅰ度的轻度损伤：一般适当休息，每日的数次冷疗和口服非甾体类消炎药。

（2）Ⅱ度的中度损伤：在Ⅰ度损伤治疗的基础上需制动休息抬高患肢，应用支具固定 3 周，制动期间需进行股四头肌和腘绳肌肌肉的等长收缩训练，3 周后可用拐步行，但仍需膝关节支具保护。

（3）Ⅲ度的重度损伤：需手术治疗，重建交叉韧带。

4. 肘关节内侧副韧带损伤

急性损伤可行石膏固定 3 周，慢性损伤可口服非甾体类抗炎药，局部外用消炎止痛药，物理治疗可选用超短波、超声波等治疗。

（1）制动期（0～3 周）：一般采用肘关节伸直位石膏固定 3 周。为避免上肢功能下降，应尽早活动手、腕关节及肩关节。

（2）中期（4～12 周）：拆去石膏，开始逐步恢复肘关节功能的练习，包括肘关节 ROM 训练、静力性肌力训练。

（3）功能恢复强化期（术后 3 个月）：包括被动及主动关节活动度练习，强化肌力训练，循序渐进地抗阻练习，避免暴力。

5. 腰部软组织损伤

（1）急性损伤：伤后应卧硬板床，局部冰敷，无热量超短波 5～7 分钟治疗，口服非甾体消炎药。48 小时后可行物理因子治疗：干扰电、超短波、TENS、中频电、按摩或牵引等疗法，疼痛缓解后做"小燕飞"动作增加腰背肌肉力量练习。

（2）慢性劳损：自我保健疗法，适当的休息，定时改变姿势，避免长时间低头弯腰动作。必要时工作中佩戴腰围，同时增加腰背肌练习。配合超短波、超声中频、偏振光、远红外线等物理因子治疗，传统的中医按摩推拿也有很好疗效。

6. 肌肉挫伤或部分断裂的康复护理

应用拉长固定原则，伤后立即冰敷加压包扎，并将患肢受伤肌肉置于拉长位，做姿势治疗与固定，目的是使肌肉纤维不致因瘢痕挛缩而变短，致使运动时正常肌肉部分不能用力，而伤部纤维却处于第一线的受扯状态。一般 1 周后开始活动，内容以增加肌力拉长瘢痕的训练为主。以股四头肌损伤为例，伤后冰敷棉垫加压包扎。若肿胀较轻，应在严密观察下屈膝（肌肉拉长）固定，1 周后在床上及床边训练膝的屈伸活动。肿胀明显者 1 周后被动练习屈膝，2 周时屈至 90°，并在床边垂腿做伸膝活动，1 个月后可不负重地日常活动。康复训练时应严密监控，训练后冰敷。局部发热时应查红细胞沉降率（ESR），如增快则提示有骨化性肌炎的可能。

7. 骨挫伤的康复护理

骨挫伤是指由于外伤所致的骨髓的出血、水肿和骨小梁的微骨折，MRI在骨髓的病变中具有较高的敏感性，尤其是脂肪抑制序列的应用提高了对骨髓疾病的诊断水平。骨挫伤多见于膝关节、踝关节、腕关节。伤后的急性期局部应冰敷、支具固定，若关节积液较多可抽吸后加压包扎。48 小时后可给予超短波、中频电等疗法，并进行肌肉等长收缩练习。2 周后局部蜡疗，关节松动手法治疗，避免负重，适度的抗阻屈伸关节练习。6～8 周后可逐渐负重行走。

第六节　冠心病的康复护理方法

一、概述

冠心病（Coronary Heart Disease，CHD）为冠状动脉粥样硬化性心脏病的简称，是最常见的心血管疾病之一。

（一）定义

冠心病是由于血脂增高和多种危险因素的综合作用，致使脂质沉积在冠状动脉壁形成粥样硬化斑块，逐步发展为血管狭窄乃至闭塞。冠心病的病理生理核心是心肌耗氧和供氧失去平衡。在应激或运动时心肌耗氧量增加，导致心肌缺血，可诱发心绞痛。狭窄部位的血栓形成或粥样斑块脱落可造成血管闭塞，导致心肌梗死。

1. 诊断

（1）心绞痛（Angina）：以发生于胸部、下颌部、肩部、背部或手臂的不适感为特征的临床综合征，常发生于冠心病患者，但亦可发生于瓣膜性心脏病、肥厚型心肌病和控制不良的高血压病患者。

心绞痛分为稳定型心绞痛（劳力性心绞痛）和不稳定型心绞痛。后者分为以下亚型：①静息心绞痛：心绞痛在休息时发作，新近一周每次疼痛发作持续时间大于20分钟；②新近发作性心绞痛：最近两个月内首次出现心绞痛，严重度＞CCS Ⅲ级；③恶化性心绞痛：较原心绞痛发作次数频繁，持续时间延长，或发作阈值降低，如在首发症状后两个月内心绞痛的严重度至少增加了一个CCS等级。

（2）加拿大心血管病学会心绞痛分级如下。

Ⅰ级：一般日常活动例如走路、登楼不引起心绞痛，心绞痛发生在剧烈、速度快或长时间的体力活动或运动时。

Ⅱ级：日常活动轻度受限。心绞痛发生在快步行走、登楼、餐后行走、冷空气中行走、逆风行走或情绪波动后活动。

Ⅲ级：日常活动明显受限，以一般速度在一般条件下平地步行1 km或上一层楼即可引起心绞痛发作。

Ⅳ级：轻微活动即可诱发心绞痛，患者不能做任何体力活动，但休息时无心绞痛发作。

（3）急性心肌梗死：指长时间心肌缺血导致心肌组织出现不可逆的组织坏死。诊断标准参见中华医学会2011年诊断和治疗指南。

2. 主要功能障碍

（1）循环功能障碍：冠心病患者心血管系统的适应性下降，循环功能障碍。

（2）呼吸功能障碍：长期的心血管功能障碍可导致肺循环功能障碍，肺血管和肺泡气体交换效率降低，吸氧能力下降，诱发或加重缺氧症状。

（3）全身运动耐力减退：机体吸氧能力减退和肌肉萎缩，限制全身运动耐力。

（4）代谢功能障碍：脂代谢和糖代谢障碍，表现为血清总胆固醇和甘油三酯增高、高密度脂蛋白降低。脂肪和能量物质摄入过多而缺乏运动是基本原因。缺乏运动还可导致胰岛素抵抗，除了引起糖代谢障碍外，还可促使形成高胰岛素血症和高脂血症。

（5）行为障碍：冠心病患者往往伴有不良生活习惯、心理障碍等，也是影响患者日常生活和治疗的重要因素。

3. 康复的目的与意义

冠心病的康复是指采用积极主动的身体、心理、行为和社会活动训练，帮助患者缓解症状，改善心血管功能，在生理、心理、社会、职业和娱乐等方面达到理想状态，提高生活质量。同时强调积极的二级预防，包括干预冠心病危险因素，阻止或延缓疾病的发展进程，减轻残疾和减少再次发作的危险。冠心病的康复治疗会增加患者周围人群对冠心病风险因素的认识，从而有利于未患病人群改变不良生活方式，达到预防疾病的目的。所以冠心病的康复可扩展到未患病人群。

4. 康复的疗效

有效的康复治疗可降低死亡率，积极参加康复锻炼者比未进行康复锻炼者的死亡率低20%～30%。同时致死性心肌梗死的发生率也显著降低。

（二）康复治疗分期

根据冠心病病理和康复治疗的特征，国际上将康复治疗分为三期。

1. Ⅰ期

指急性心肌梗死或急性冠脉综合征住院期的康复。发达国家此期为3～7天。

2. Ⅱ期

指从患者出院开始，至病情稳定性完全建立为止。时间为5~6周。由于急性阶段缩短，Ⅱ期的时间也趋向于逐渐缩短。

3. Ⅲ期

指病情处于较长期的稳定状态，或Ⅱ期过程结束。包括陈旧性心肌梗死、稳定型心绞痛及隐性冠心病患者。康复治疗的时间一般为 2～3 个月，自我锻炼应持续终生。也有人将终生维持的锻炼列为第Ⅳ期。

（三）适应证和禁忌证

1. 适应证

（1）Ⅰ期：患者生命体征平稳，无明显心绞痛，安静心率<110 次/分，无心衰、严重心律失常和心源性休克，血压基本正常，体温正常。

（2）Ⅱ期：与Ⅰ期相似，患者病情稳定，运动能力达到 3 METs 以上，家庭活动时无显著症状和体征。

（3）Ⅲ期：临床病情稳定，包括陈旧性心肌梗死、稳定型心绞痛、隐性冠心病、冠状动脉分流术，以及腔内成形术后、心脏移植术后、安装起搏器后的患者。

2. 禁忌证

凡是康复训练过程中可能诱发临床病情恶化的情况均为禁忌证，包括原发病临床病情不稳定或合并新的临床病症等。稳定与不稳定是相对概念，与康复医疗人员的技术水平、训练监护条件、治疗理念都有关系。此外，不理解或不合作者不宜进行康复治疗。

（四）康复治疗的原理

1. Ⅰ期康复

通过适当活动，减少或消除绝对卧床休息所带来的不利影响。

2. Ⅱ期康复

保持适当的体力活动，逐步适应家庭活动，等病情完全稳定，准备参加Ⅲ期康复锻炼。有的康复中心在Ⅱ期便开始进行心电监护下的运动锻炼，其实际效益尚有待论证。

3. Ⅲ期康复

（1）外周效应：指心脏之外的组织和器官发生的适应性改变，是公认的冠心病和各类心血管疾病康复治疗的作用机制。①肌肉适应性的改善：长期运动训练后肌肉的毛细血管密度和数量增加，运动时毛细血管开放的数量和直径增加，血液—细胞气体交换的面积和效率相对增加，外周骨骼肌氧摄取能力提高，动静脉氧差增大；②运动肌氧利用能力和代谢能力的改善：肌细胞线粒体数量、质量和氧化酶活性提高，骨骼肌氧利用率增强，肌细胞胰岛素受体开放数量增加，葡萄糖进入细胞的速率和数量增加，从而改善能量代谢效率，血流需求相对减少；③交感神经兴奋性降低，血儿茶酚胺含量降低；④肌肉收缩的机械效率提高，定量运动时能量消耗相对减少；⑤最大运动能力提高：由于定量运动时心脏负荷减轻，心肌耗氧量降低，最大运动能力相应提高。外周效应需要数周时间才能形成，停止训练则丧失，因此训练必须持之以恒。

（2）中心效应：指训练对心脏的直接作用，主要为心脏侧支循环形成，冠状动脉储备提高，心肌内在收缩性相应提高。动物实验已经证明，高强度的运动训练可以取得中心效应。最近有研究证明，缺血预适应对于心肌缺血有一定的保护作用。反复缺血预适应的实质是生理性缺血训练，其研究也获得积极进展，正在深入到临床研究阶段。

（3）危险因素的控制：主要包括：①改善脂代谢异常；②改善高血糖及糖耐量异常；③控制高血压；④改善血液高凝状态；⑤帮助戒烟。

二、康复评定

（一）运动试验

1. 心电运动试验

制定运动处方一般采用分级症状限制型心电运动试验。出院前评估则采用 6 分钟步行或低水平运动试验。

2. 超声心动图运动试验

超声心动图可以直接反映心肌的活动情况，从而揭示心肌收缩和舒张功能，还可以反映心脏内血流的变化情况，有利于提供运动心电图所不能显示的重要信息。运动超声心动图比安静时检查更有利于揭示潜在的异常，从而提高试验的敏感性。检查一般采用卧位踏车的方式，以保持在运动时超声探头可以稳定地固定在胸壁，减少检测干扰。较少采用坐位踏车或活动平板方式。

（二）行为类型评定

行为类型指患者的行为特征，其评估有助于制订个体行为治疗策略。Friedman 和 Rosenman 提出行为类型评定。

1. A 类型

工作主动，有进取心和雄心，有强烈的时间紧迫感（同一时间总是想做两件以上的事），但是往往缺乏耐心，易激惹，情绪易波动。此行为类型的应激反应较强烈，冠心病发病率较高，需要将应激处理作为康复的基本内容。

2. B 类型

平易近人、耐心，充分利用业余时间放松自己，不受时间驱使，无过度的竞争性。

三、康复治疗

（一）Ⅰ期康复

1. 康复目标

低水平运动试验阴性，可以按正常节奏连续行走 100～200 m 或上下1～2 层楼而无症状和体征。运动能力达到 2～3 METs，能够适应家庭生活，患者了解冠心病的危险因素及注意事项，在生理和心理上适应疾病发作，能处理生活的相关问题。

2. 治疗方案

以循序渐进地增加活动量为原则，生命体征一旦稳定，无并发症时即可开始进行康复治疗。要根据患者的自我感觉，尽量进行可以耐受的日常活动。

（1）床上活动：从床上的肢体活动开始，包括呼吸训练。肢体活动一般从远端开始，从不抗地心引力的活动开始，强调活动时呼吸自然、平稳，无任何憋气和用力。然后逐步开始抗阻活动，如捏气球、皮球或拉皮筋等，一般不需要专用器械。吃饭、洗脸、刷牙、穿衣等日常生活活动可以早期进行。

（2）呼吸训练：呼吸训练主要指腹式呼吸，要点是吸气时腹部鼓起，膈肌尽量下降；呼气时腹部收缩，把肺内的气体尽量呼出。呼气与吸气之间要均匀、连贯、缓慢。

（3）坐位训练：坐起是重要的康复起始点。开始坐时可以有靠背或将床头抬高。有依托坐的能量消耗与卧位相同，直立位的心脏负荷低于卧位。

（4）步行训练：步行训练从床边站立开始，然后床边步行。开始时最好进行若干次心电监护下的活动。要特别注意避免上肢高于心脏水平的活动，此类活动增加心脏负荷，常是诱发意外的原因。

（5）排便：卧床患者常出现便秘，成为心血管患者必须解决的问题。饮食结构的调整有利于缓解便秘，保持大便通畅。在床边放置简易坐便器，让患者坐位排便，其心脏负荷和能量消耗均小于卧床，也比较容易排便。

（6）上楼：上楼的运动负荷主要取决于上楼的速度。一般可以减慢速度，甚至每上一级台阶稍做休息。

（7）心理康复与健康教育：患者急性发病后，往往有明显的焦虑和恐惧感。护士和康复治疗师必须对患者进行医学常识教育，使其了解冠心病的发病特点、注意事项和预防再次发作的方法。特别强调戒烟、低盐低脂饮食、规律生活、个性修养等。

（8）康复方案调整与监护：如果患者在训练过程中没有不良反应，运动或活动时心率增加不足 10 次/分钟，则次日训练可以进入下一阶段。若运动中心率增加 20 次/分钟左右，则需要继续同一级别的运动。若心率增加超过 20 次/分钟或出现不良反应，则应退回到前一阶段的运动，甚至暂时停止运动训练。为了保证活动的安全性，可以在心电监护下开始新一阶段的活动。在无任何异常的情况下，重复性的活动不一定要连续监护。

（9）出院前评估及治疗策略：患者达到训练目标后可以安排出院。出现并发症或运动试验异常者则需要进一步检查，并适当延长住院时间。

（10）干预时间：由于患者住院时间日益缩短，国际上主张 3～5 天出院，早期康复治疗无须遵循固定的模式。

（二）Ⅱ期康复

1. 康复目标

逐步恢复一般日常生活活动能力，包括轻度家务劳动、娱乐活动等。运动能力达到 4～6 METs，提高生活质量。对体力活动没有更高要求的患者可停留在此期。此期在患者家中完成。

2. 治疗方案

散步、医疗体操、气功、家庭卫生、厨房活动、园艺活动或在邻近区域购物等。强度为活动时心率达最大心率的 40%～50%，主观用力计分（RPE）不超过 15 分。一般活动无须医疗监测，较大强度活动时可用远程心电图监护系统监测。无并发症的患者可在家属帮助下逐步过渡到无监护活动。所有上肢超过心脏平面的活动均为高强度运动，应避免或减少。日常生活和工作时应采用能量节约策略，比如制定合理的工作或日常活动程序，减少不必要的动作和体力消耗等，以尽可能提高工作和体能效率。每周需要门诊随访 1 次。出现任何不适均应暂停运动，及时就诊。

（三）Ⅲ期康复

1. 康复目标

巩固Ⅱ期康复成果，控制危险因素，改善或提高体力活动能力和心血管功能，恢复发病前的生活和工作。此期可以在康复中心完成，也可以在社区进行。

2. 治疗方案

全面康复方案包括有氧训练、循环抗阻训练、柔韧性训练、医疗体操、作业训练、放松性训练、行为治疗、心理治疗等。在整体方案中，有氧训练是最重要的核心。下面主要介绍有氧训练的基本方法。

（1）运动方式：步行、登山、游泳、骑车、中国传统形式的拳操等。慢跑曾经是推荐的运动，但因其运动强度较大，运动损伤较常见，近年来已经不主张使用。

（2）训练形式：可以分为间断性和连续性运动。间断性运动指基本训练期有若干次高峰强度，高峰强度之间强度降低。其优点是可以获得较强的运动刺激，同时时间较短，不至于引起不可逆的病理性改变；缺点是需要不断调节运动强度，操作比较麻烦。连续性运动指训练的靶强度持续不变，是传统的操作方式。主要优点是简便，患者比较容易适应。

（3）运动量：运动量是康复治疗的核心，要达到一定阈值才能产生训练效应。合理的每周总运动量为 700～2 000 卡（相当于步行 10～32 km）。每周运动量＜700 卡只能维持身体活动水平，而不能提高运动能力；每周运动量＞2 000 卡亦不能增加训练效应。运动总量无明显性别差异。运动量的基本要素为强度、时间和频率。①运动强度：运动训练必须达到的基本训练强度称为靶强度，可用最大心率（HR_{max}）、心率储备、最大摄氧量（VO_{2max}）、代谢当量（Metabolic Equivalent，MET）、主观用力评分法（Rating of Perceived Exertion，RPE）等方式表达。靶强度与最大强度的差值是训练的安全系数。靶强度一般为 40%～85% VO_{2max} 或 MET，或 60%～80%心率储备，或 70%～85% HR_{max}。靶强度越高，产生心脏训练中心效应的可能性就越大。②运动时间：指每次运动的时间。靶强度下的运动一般持续 10～60 分钟。在固定运动总量的前提下，训练时间与强度成反比。准备活动和结束活动的时间另外计算。③训练频率：训练频率指每周训练的次数。国际上多数采用每周 3～5 天的训练频率。

运动量合适的主要标志：运动时稍出汗，轻度呼吸加快但不影响对话，早晨起床时有舒适感，无持续的疲劳感和其他不适感。

（4）训练实施：每次训练都必须包括准备、训练和结束活动。①准备活动：目的是预热，即让肌肉、关节、韧带和心血管系统逐步适应训练期的运动应激。运动强度较小，运动方式包括牵伸运动及大肌群活动，要确保全身主要关节和肌肉都有活动，一般采用医疗体操、太极拳等，也可附加小强度步行。②训练活动：指达到训练靶强度的活动，中低强度训练的主要机制是外周适应作用，高强度训练的机制是中心效应。③结束活动：主要目的是冷却，即让高度兴奋的心血管应激逐步降低，适应运动停止后血流动力学的改变。运动方式可以与训练方式相同，但强度逐步减小。

充分的准备与结束活动是防止训练意外的重要环节（训练时，75%的心血管意外发生在这两个时期），对预防运动损伤也有积极的作用。

（5）注意事项：①选择适当的运动，避免竞技性运动；②只在感觉良好时运动，感冒或发热消失 2 天以上再恢复运动；③注意周围环境因素对运动反应的影响，饭后不做剧烈运动，穿宽松、舒适、透气的衣服和鞋，上坡时要减慢速度，理想的运动环境为温度 4 ℃～28 ℃，风速＜7 米/秒，寒冷和炎热气候要降低运动量和运动强度，避免在阳光下和炎热气候时剧烈运动；④患者要充分了解个人能力，定期检查和修正运动处方，避免过度训练，药物治疗发生变化时，要注意相应调整运动方案，参加训练前应尽可能充分地进行身体检查，对于参加剧烈运动者要尽可能先进行心电运动试验；⑤警惕症状，运动时如发生心绞痛或其他症状，应停止运动，及时就医；⑥训练必须持之以恒，如间隔 4～7 天以上，再开始运动时宜稍降低强度。

第七节 糖尿病的康复护理方法

一、概述

糖尿病（Diabetes Mellitus，DM）是指在遗传和环境等多种因素的相互作用下，因血中胰岛素分泌相对不足以及靶组织细胞对胰岛素敏感性降低，导致血糖过高，出现糖尿，进而引起蛋白质和脂肪代谢紊乱的一组临床综合征。

糖尿病的病因和发病机制较为复杂，至今尚未明确。目前认为糖尿病是一组内分泌代谢紊乱综合征，与遗传、自身免疫和环境因素相关。糖尿病分为4种类型，即1型糖尿病（有2个亚型）、2型糖尿病、其他特殊类型糖尿病（有8个亚型）和妊娠糖尿病。以1型和2型糖尿病为主，其中2型占糖尿病的85%左右。1型糖尿病主要表现为胰岛β细胞大部分破坏和胰岛素绝对缺乏。2型糖尿病由遗传、环境因素共同引起，胰岛素抵抗和胰岛素分泌不足是发病机制的两个基本环节和特征。2型糖尿病患病率随着社会发展及生活方式的改变增长迅速。据调查，1980年我国糖尿病患病率为0.67%，1996年上升至3.21%。据1997年WHO的报告，全世界约有1.35亿糖尿病患者；截至2022年底，全世界约有4.22亿糖尿病患者。糖尿病的慢性并发症是患者致死、致残的重要原因。所有失明患者中，9%与糖尿病有关；约35%新发生的终末期肾病是由糖尿病引起；约有50%的糖尿病患者死于冠心病；糖尿病患者脑卒中的危险率比非糖尿病患者高2.5倍；2型糖尿病中神经病变的概率比非糖尿病高5倍；在非创伤性截肢中，糖尿病患者占50%以上。1997年美国糖尿病协会提出修改糖尿病诊断标准为：症状（多尿、多饮、多食和体重减轻）＋随机血糖≥11.1 mmol/L（200 mg/dL），空腹血糖≥7.0 mmol/L（126 mg/dL），或口服葡萄糖耐量试验（OGTT）中餐后2小时血糖≥11.1 mmol/L（200 mg/dL），症状不典型者，需次日再次检测。

二、康复护理评定

（一）生理功能评估

1. 血糖及胰岛β细胞功能评估

通过对患者的血糖、糖化血红蛋白、尿糖、胰岛素、C-肽功能等的监测来评定患者的病情。

（1）血糖：血糖升高是目前诊断糖尿病的主要依据，血糖测定是判断糖尿病患者病情和控制情况的主要指标。

（2）糖化血红蛋白（HbA1c）：红细胞在血液循环中的寿命约为 120 天，所以，糖化血红蛋白的测定可反映取血前 4～12 周血糖的总水平，成为糖尿病控制水平的重要监测指标之一，也是评价血糖控制方案的金标准。血糖控制未达到标准或者治疗方案调整后，糖尿病患者应每 3 个月检查一次。血糖控制达到标准后，应每年至少检查 2 次。

（3）其他检查：包括尿糖测定、胰岛素测定、糖尿病抗体测定、血脂及水电解质的检测等。

2. 糖尿病慢性病变的评估

主要包括眼部并发症、糖尿病肾病、糖尿病多发性神经病变、糖尿病足等的评估。

（1）糖尿病眼部并发症：糖尿病患者应定期检查眼底，通过眼底检查和荧光血管造影来评估糖尿病视网膜病变程度。糖尿病视网膜病变分为增殖型、非增殖型和糖尿病性黄斑水肿。早期改变为非增殖型糖尿病视网膜病变，而增殖型改变是一种进展型改变，黄斑水肿可以与上述两种类型同时存在。如果病变已出现有临床意义的黄斑水肿，应及时给予激光治疗，从而使绝大多数糖尿病患者免于失明。

（2）糖尿病肾病：糖尿病肾病是糖尿病主要的并发症，同时也是 1 型糖尿病患者的主要死亡原因。尿微量白蛋白（UAER）是诊断早期糖尿病肾病的重要指标，也是判断 DN 预后的重要指标。UAER＜20 ug/分钟为正常白蛋白尿期；UAER 20～200 ug/分钟，即微量白蛋白尿期，临床诊断为早期糖尿病肾病；当 UAER 持续＞200 ug/分钟或常规尿蛋白定量＞0.5 g/24 小时，即诊断为糖尿病肾病。

（3）糖尿病多发性神经病变：糖尿病最常见的慢性并发症之一，病变可累及中枢神经及周围神经，后者尤为常见。其中远端感觉神经病变是最常见的病变，占所有糖尿病神经病变的 50%以上。

（4）糖尿病足：①神经病变评估：应用 Semmes-Weinstein 尼龙单丝进行检查。将尼龙丝垂直放置于患者皮肤表面，沿着患者足的周边接触，整个按压尼龙丝，询问患者是否有感觉，同一点重复两次，但是至少有一次是假接触，如果患者能在每处都准确地感受到尼龙丝，能正确地回答 3

个问题中的 2 个，那么患者的保护性感觉正常，否则表示感觉异常；音叉测试双踇趾末关节处 3 次，3 次中有 2 次答错，表示音叉感觉缺失；②血管评估：皮肤血液灌注压的测定，如踝的血流灌注采用标杆试验（Pole-Test）来评估，方法是将患者腿部抬高后记录超声波信号点；趾部血压和跨皮肤的氧分压测定；胫后动脉和足背动脉的脉搏触诊；下肢体位试验可以了解静脉充盈时间的长短，是下肢缺血的重要指标之一；踝肱压力指数测定（ABI）＝踝动脉收缩压/肱动脉收缩压，正常值为 1.0～1.4，<0.9 提示轻度缺血，0.5～0.7 为中度缺血，<0.5 为重度缺血，此时易发生下肢（趾）坏疽；③X 线检查：可见肢端骨质疏松、脱钙、骨髓炎、骨质破坏、骨关节病变和动脉钙化，也可见气性坏疽感染后肢端软组织变化，对诊断肢端坏疽有重要意义；④糖尿病足溃疡严重程度分级：根据美国德克萨斯大学糖尿病足分级标准可分为 0～3 级。0 级是有足溃疡病史，无感染、缺血；1 级是有下肢浅溃疡、感染；2 级是有下肢深及肌腱溃疡、缺血；3 级是坏疽影响下肢骨、关节，感染并缺血。

3．心理功能评估

糖尿病患者的心理改变，主要是指由于对疾病相关知识的缺乏而产生的焦虑、抑郁及睡眠障碍等。通常利用 HAMA、HAMD、简明精神病评定量表、症状自评量表、睡眠自测 AIS 量表等进行评估。

（二）日常生活活动能力评估

糖尿病患者的日常生活活动能力一般采用 Barthel 指数进行评定。

（三）生活质量评估

糖尿病患者由于慢性并发症导致生理功能和心理功能障碍，在不同程度上影响患者的生活质量和患者的职业能力。生活质量评估是对患者的疾病、体力、心理、情绪、日常生活以及社会生活等进行的综合评价。目前国际上缺乏统一的生活质量评定量表，常用的量表是世界卫生组织生命质量测定量表和简明健康量表。

三、康复护理措施

糖尿病康复护理的主要任务是：①观察糖尿病患者在进行运动疗法期间的各种反应和治疗效果；②协助康复医师和康复治疗师执行和调整糖尿

病患者的运动处方；③协调好糖尿病患者饮食、运动、药物治疗关系并及时反馈；④加强糖尿病患者的皮肤保护，尤其需要注意对足部的保护；⑤重视糖尿病患者的心理康复，协助医生开展宣传教育。

（一）饮食疗法

饮食治疗是所有糖尿病患者治疗的基础，是糖尿病患者任何阶段预防和控制疾病手段中不可缺少的组成部分。主要按照患者日常生理需要计算出总热量和所需要的均衡的营养成分，定时、定量、定餐，将体重控制在正常范围，从而促进胰岛功能的恢复。

1. 控制总热量

糖尿病患者饮食治疗的首要措施是控制每日的总热量，标准体重可用公式标准体重（kg）＝身高（cm）－105 粗略计算。成人糖尿病患者每日每千克体重所需的热量，见表 6-4 所示。

表 6-4　成人糖尿病患者每日每千克标准体重所需热量

单位：kJ/（kg·d）[kcal/（kg·d）]

强度	消瘦	正常	肥胖
轻体力劳动	147（35）	126（30）	84～105（20～25）
中体力劳动	160（38）	147（35）	126（30）
重体力劳动	160～210（38～50）	160（38）	147（35）

（1）三大营养素的适当比例和摄入量：三餐热量分布大概为 1/5、2/5、2/5 或 1/3、1/3、1/3 或分成四餐 1/7、2/7、2/7、2/7，可按照患者的生活习惯、病情及配合治疗的需要来进行调整。

（2）碳水化合物：糖尿病患者的膳食总热量中 55%～65% 来自碳水化合物，提倡食用粗制米、面和一定量的杂粮。严格控制单糖和双糖的摄入，因为单糖和双糖易水解，吸收迅速，容易使血糖升高。

（3）蛋白质：一般成人糖尿病患者（无肾病及特殊需要者）蛋白质的摄入量占膳食总热量的 15%～20%，其中动物蛋白占 1/3，以保证必需氨基酸的供给。

（4）脂肪：糖尿病患者脂肪的需要量为每日每千克体重 0.6～1.0 g，占总热量的 20%～25%，其中饱和脂肪酸（动物性脂肪）不宜超过 1/3。主要以不饱和脂肪酸（植物性脂肪）为主。

2. 维生素与微量元素

维生素是人体代谢中必不可少的营养物质，它们广泛存在于动植物食品，例如乳制品、新鲜蔬菜和水果中。糖尿病患者只要注意经常变换食物，摄取不同种类的食品，就可避免维生素和微量元素缺乏的问题。高纤维素饮食可以吸附胆固醇，延缓葡萄糖在肠道的吸收，从而降低餐后血糖，缓解或减轻胰岛素抵抗，增加胰岛素敏感性，并且具有降脂减肥作用。因此，提倡糖尿病患者多食用荞麦、燕麦、玉米、豆类、海藻类、绿色蔬菜等高纤维类食物。

3. 限盐和忌酒

糖尿病患者每天的摄盐量不应超过 7 g，伴有肾脏疾病的患者应＜6 g，有高血压的患者应＜3 g。糖尿病的患者应忌酒，因为饮酒会干扰血糖控制和饮食计划的执行，而且大量饮酒还易诱发糖尿病酮症酸中毒。

（二）运动治疗

1. 适应证和禁忌证

（1）适应证：轻度和中度的 2 型糖尿病；肥胖的 2 型糖尿病患者为最佳适应对象。1 型糖尿病患者只有在病情稳定、血糖控制良好时才能进行适当的运动。

（2）禁忌证：糖尿病患者发生以下情况时禁忌运动：急性并发症如酮症酸中毒及高渗昏迷状态；空腹血糖＞15 mmol/L 或有严重的低血糖倾向；合并急性糖尿病视网膜病变；新近发生的血栓；严重糖尿病肾病；合并各种急性感染；严重糖尿病足；心力衰竭或心律失常等。

2. 运动疗法的作用机制

（1）运动可降低胰岛素抵抗：肥胖、高血压、高脂血症、冠心病和糖尿病常合并存在，成为胰岛素抵抗综合征。运动能够减轻体重；增加血中高密度脂蛋白的含量，降低低密度脂蛋白和极低密度脂蛋白的含量，预防动脉粥样硬化，改善心血管的功能。

（2）运动对胰岛素受体和受体后水平的作用：研究显示，运动对糖尿病胰岛素的影响并不是只作用于受体水平，而且作用于受体后水平。运动可以使骨骼肌细胞内葡萄糖转运蛋白（Glucose Transporter，GLUT）基因转录增加，并使 $GLUT_4$ 的 mRNA 的含量增加，促进 $GLUT_4$ 从细胞内易位至细胞膜，加强葡萄糖的转运和利用，从而降低血糖的水平。这是目前公认的运动疗法对胰岛素受体后影响的作用机制。另外还有研究证实规律的耐力训练可导致更多胰岛素刺激和与胰岛素信号系统的介质（IRS-1）相关的 PI3 激酶的活化，促进胰岛素介导的葡萄糖摄取的提高，从而降低血糖水平。

（3）其他作用：运动还能够促进机体的新陈代谢，减轻患者的精神紧张和焦虑情绪，改善中枢神经系统的调节机制，增强机体的免疫力，对预防糖尿病的慢性并发症有一定的作用。

3. 运动处方

（1）运动方式：适用于糖尿病患者的训练是低至中等强度的有氧运动，也称为耐力运动。通常是由机体较多肌群参加的持续性的周期性运动。例如步行、慢跑、爬楼梯、游泳、跳绳、有氧体操、舞蹈等活动，也可利用活动平板、功率自行车等器械来进行。其运动方式因人而异：1 型糖尿病患者多为儿童和青少年，可根据其兴趣爱好及运动能力进行选择，采取游泳、跳绳、舞蹈等娱乐性运动训练，不断变换运动方案，以提高他们对运动的积极性；合并周围神经病变的糖尿病患者可进行游泳、上肢运动、功率自行车等运动训练；下肢或者足部溃疡者不宜进行慢走、跑步等运动，可让其采用上肢运动和腹肌训练；视网膜病变的患者可选择步行或功率自行车；老年糖尿病患者可采取平道快走或步行、太极拳、体操、自行车及轻度家务劳动等低强度的运动。

（2）运动强度：运动量是运动方案的核心，运动量的大小取决于运动强度和持续时间以及运动频率三个因素。在制订和实施运动计划的过程中须遵循个体化、由轻到重的原则进行。高强度的运动可在运动中和运动后的一段时间内增高血糖，并有可能造成持续性的高血糖，因此糖尿病患者应采取低、中强度的有氧训练；2 型糖尿病或运动前血糖已明显增高的患者，高强度的运动还可诱发酮症酸中毒。

（3）运动频率：运动时间主要包括准备活动、运动训练和放松活动三个部分时间的总和。准备活动通常包括 5～10 分钟四肢和全身缓和的肌肉伸展运动，主要是缓慢步行或者打太极拳等低强度的运动方式；活动训练是指为达到靶心率而进行的中等强度或低于中等强度的有氧运动；放松活动通常包括 5～10 分钟的慢走、自我按摩或者其他的低强度活动。因此运动训练时间可从第 10 分钟开始，随着患者运动能力的提高，可逐渐增加运动的时间和运动次数，达到靶心率的运动累计时间在 20～30 分钟为宜，每周 3～4 次。运动次数过少，运动间歇超过 3～4 天时，则运动训练的效果及运动蓄积效应将减少，已经获得改善的胰岛素敏感性将会消失，这样就难以达到运动的效果。因此运动疗法每周实施 3～4 次是最适宜的。

（三）药物疗法

糖尿病药物治疗主要包括口服降糖药和注射胰岛素两类。

1. 口服药物治疗

首先要告知患者药物的种类、作用、副作用及不同药物的服药时间；其次是要观察患者使用期间是否出现继发性耐药的现象，即一开始时服用某种药物效果很好，但应用一个阶段后便不再有明显效果。如果患者已经连续使用 3 种降糖药联合应用而血糖仍不能良好地控制，应该选用胰岛素治疗或胰岛素联合口服药物治疗；最后要告知患者每两周或每月监测血糖，及时监测空腹血糖、餐后血糖，必要时需要检查餐前、睡前及夜间血糖。出现血糖控制不理想时，应及时询问医生给予用药调整。

2. 胰岛素治疗

主要适用于 1 型糖尿病和 2 型糖尿病经饮食及口服降糖药物仍未获得良好控制的患者。胰岛素制剂分为短效、中效和长效三种类型。我国常用制剂有每毫升含胰岛素 40 U 和 100 U 两种规格，使用时应注意注射器与胰岛素浓度含量匹配情况。此外，胰岛素笔无须抽吸而更加方便使用。

（1）注射用胰岛素制剂的类型较多，其作用时间各不相同。

1）短效类胰岛素的特点是皮下注射后药效吸收快，作用迅速且持续时间短，便于调整剂量，主要用于降低餐后血糖，还可用于急症抢救，如糖尿病酮症酸中毒和急症手术等。

2）中效类胰岛素的特点是作用较强而持久，但作用较慢，适用于病情稳定的糖尿病患者。中效类胰岛素可联合短效类胰岛素对患者进行强化治疗，主要适用于餐前及夜间高血糖的患者，同时也可以配合长效类胰岛素来延长药物作用的时间，主要适用于血糖波动较大且不容易控制的糖尿病患者。

3）长效类胰岛素的特点是药物吸收速度较慢，作用时间长，主要适用空腹血糖控制不佳的糖尿病患者，其与短效类胰岛素制剂混用可调节胰岛素的作用时间，使用更加灵活。

（2）不同种类胰岛素的注射时间：速效胰岛素在餐前注射即可，并无确切的时间限制，其特点是药物注射后吸收、起效快，药物持续时间 2～3 小时。短效类胰岛素要求在餐前 30 分钟左右注射，药物持续时间 6～8 小时，主要用于控制餐后血糖。中效胰岛素晚饭前和睡前均可注射，作用时间持续 14～16 小时。中效胰岛素有一个吸收峰值，如果使用不当会出现低血糖情况，所以应该在医生指导下进行注射。长效胰岛素注射时间不固定，持续时间约 18～24 小时。超长效胰岛素：每天早晚各注射一次，可提供 24 小时基础胰岛素量。预混胰岛素：餐前 30 分钟左右注射，持续时间 12～24 小时。

（3）使用胰岛素的注意事项：胰岛素应保存在冰箱冷藏室内（温度控制在 2 ℃～8 ℃）；使用混合胰岛素时，应先抽短效胰岛素再抽中效胰岛素；胰岛素应注射在脂肪深层或脂肪和肌肉之间，选择注射部位为上臂外侧、腹部、大腿外侧、臀部，每次注射部位应轮换而不应反复在一个注射区注射。注射部位不可按摩，以免加速胰岛素吸收而引起低血糖；注射要定时，注射后要按规定时间进餐，避免剧烈活动。

（4）胰岛素最常见的不良反应：①低血糖反应：最为常见，与进食少、用药剂量大或运动量大有关，多见于 1 型糖尿病患者；②轻度水肿：胰岛素治疗初期出现水肿多是由水钠潴留所致，可自行缓解；③视物模糊：常于数周内自然恢复；④过敏反应：出现注射部位瘙痒、荨麻疹样皮疹，全身性荨麻疹少见，罕见严重过敏反应（如血清病、过敏性休克）。处理措施包括更换胰岛素制剂种类，使用抗组胺药物和糖皮质激素以及脱敏疗法等。严重过敏反应者需停止或暂时中止胰岛素的治疗。

（5）胰岛素治疗不良反应的处理：胰岛素治疗的重点是掌握低血糖的发生症状及正确处理方法；要掌握胰岛素药物注射的方法和注意事项，教会患者和家属胰岛素药物注射。总之，糖尿病患者不论选用何种降糖药，用药后不可突然中断，否则会使接近稳定的病情恶化。危重患者可通过胰岛素强化治疗，及时纠正糖代谢紊乱，减少感染等并发症，提高治疗效果。

参 考 文 献

[1] 窦祖林. 吞咽障碍评估与治疗[M]. 北京：人民卫生出版社，2019.

[2] 杜春萍. 康复医学科护理手册（第2版）[M]. 北京：科学出版社，2015.

[3] 葛均波，徐永健，王辰. 内科学（第9版）[M]. 北京：人民卫生出版社，2018.

[4] 郭铁成，黄晓琳，尤春景. 临床康复指南（第2版）[M]. 北京：科学出版社，2013.

[5] 黄晓琳，燕铁斌. 康复医学（第6版）[M]. 北京：人民卫生出版社，2018.

[6] 林果为，王吉耀，葛均波. 实用内科学（第15版）[M]. 北京：人民卫生出版社，2017.

[7] 倪朝民. 神经康复学（第2版）[M]. 北京：人民卫生出版社，2013.

[8] 王强，郭铁成. 周围神经疾病康复[M]. 北京：人民卫生出版社，2020.

[9] 王欣，葛萍，韩艳. 康复护理专科护士培训手册[M]. 北京：科学技术文献出版社，2019.

[10] 王一吉，周红俊，李建军，等. 脊髓损伤神经学分类国际标准检查表最新修订及解读[J]. 中国康复理论与实践，2015（8）.

[11] 王玉龙. 康复功能评定学（第3版）[M]. 北京：人民卫生出版社，2018.

[12] 燕铁斌，尹安春. 康复护理学（第4版）[M]. 北京：人民卫生出版社，2017.

[13] 燕铁斌. 物理治疗学（第2版）[M]. 北京：人民卫生出版社，2013.

[14] 中华医学会神经病学分会. 中国脑卒中早期康复治疗指南[J]. 中华神经科杂志，2017，50（6）.

[15] 朱其秀，侯梅. 瘫痪康复实用手册[M]. 青岛：中国海洋大学出版社，2010.